全国高等学校"十三五"医学规划教材

（供临床·基础·预防·口腔·药学·护理·检验等专业用）

系统解剖实验学

Xitong Jiepou Shiyanxue

主　编　王效杰　徐国成
副主编　姚立杰　吴建清　许本柯　何仲义

编　委（以姓氏笔画为序）

王振富	湖北民族学院	陈永春	黑龙江中医药大学
王巧玲	沈阳医学院	苗莹莹	新乡医学院三全学院
王效杰	沈阳医学院	周晓娟	长江大学
王瑞芳	山西医科大学汾阳学院	周播江	遵义医学院
付升旗	新乡医学院	孟　健	大同大学
刘　囡	中国医科大学	赵冬梅	滨州医学院
刘　兵	长江大学	姜　杨	齐齐哈尔医学院
许本柯	长江大学	姚立杰	齐齐哈尔医学院
孙安邦	长江大学	秦　毅	宁夏医科大学
李　岩	大连医科大学	徐旭东	济宁医学院
李立新	九江学院	徐国成	中国医科大学
李军平	宁夏医科大学	郭家智	昆明医科大学
吴建清	湖北民族学院	黄绍明	广西医科大学
何仲义	宁夏医科大学	曾　亮	沈阳医学院
张　哲	辽宁何氏医学院	臧　晋	沈阳医学院
张东东	佳木斯大学	颜　玲	湖北民族学院
陈　禹	吉林医药学院	魏建宏	山西医科大学汾阳学院

高等教育出版社·北京

内容提要

本书是王效杰和徐国成主编的《系统解剖学》(第2版)的配套实验教材。本书的编排与主教材相同,按系统描述,包括骨学,骨连结,肌学,消化系统,呼吸系统,泌尿系统,男性生殖系统,女性生殖系统及会阴,腹膜,心血管系统,淋巴系统,视器,前庭蜗器,中枢神经系统,周围神经系统,神经系统的传导通路以及脑和脊髓的被膜、血管及脑脊液,内分泌系统共18章。各章节内容包括实验目标、实验教具、实验内容、实验方法、复习思考题和实验报告6部分。本书内容精练、重点突出、图文并茂。同时,本书还配有数字课程,课程知识内容丰富、形式多样,可供广大学生网上学习使用。

本教材适用于临床、基础、预防、口腔、药学、护理、检验等专业医学生,也适用于临床医生等。

图书在版编目(CIP)数据

系统解剖实验学 / 王效杰,徐国成主编 . -- 北京:
高等教育出版社,2017.3
 供临床·基础·预防·口腔·药学·护理·检验等专业用

ISBN 978-7-04-047261-5

Ⅰ. ①系… Ⅱ. ①王…②徐… Ⅲ. ①系统解剖学 -
实验-高等学校- 教材 Ⅳ. ① R322-33

中国版本图书馆 CIP 数据核字 (2017) 第 023512 号

策划编辑 吴雪梅   责任编辑 李光跃   封面设计 张 志   责任印制 刘思涵

出版发行	高等教育出版社	咨询电话	400-810-0598
社　　址	北京市西城区德外大街4号	网　　址	http://www.hep.edu.cn
邮政编码	100120		http://www.hep.com.cn
印　　刷	国防工业出版社印刷厂	网上订购	http://www.hepmall.com.cn
			http://www.hepmall.com
开　　本	787mm×1092mm　1/16		http://www.hepmall.cn
印　　张	14	版　　次	2017 年 3 月第 1 版
字　　数	350千字	印　　次	2017 年 3 月第 1 次印刷
购书热线	010-58581118	定　　价	29.00元

数字课程（基础版）

系统解剖实验学

主编　王效杰　徐国成

全国高等学校"十三五"医学规划教材

系 统 解 剖 实 验 学　主编 王效杰 徐国成

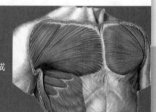

用户名 [　　　　]　密码 [　　　　]　验证码 [　　　] 2807　进入课程

内容介绍　　纸质教材　　版权信息　　联系方式

　　系统解剖实验学数字课程与纸质教材一体化设计，紧密配合。数字课程内容有复习思考题、选择题和填空题等多种形式的课后练习题和答案，充分运用多种形式的媒体资源，丰富了知识的呈现形式，拓展了教材内容。在提升课程教学效果同时，为学生学习提供思维与探索的空间。

相关教材

系统解剖学（第2版）
主编 王效杰 徐国成

断层解剖学（第2版）
主编 付升旗 徐国成

局部解剖学（第2版）
主编 吴建清 徐国成

高等教育出版社

http://abook.hep.com.cn/47261

扫描二维码，下载Abook应用

前　言

　　高等医学教育的改革带动教材建设的不断发展。全国高等学校"十二五"医学规划教材《系统解剖学》（第2版）的配套教材《系统解剖实验学》由高等教育出版社组织全国20余所高等医学院校具有多年教学及实践经验的专家、教授编写而成。本书的编写注重基本理论、基本知识和基本技能训练，突出了思想性、科学性、先进性、启发性和适应性。全书共分18章，插图共300余幅，实验内容中的解剖学名词增加了英文对照。本书的编写本着与国内外医学水平接轨，培养高素质应用型人才的教育理念，结合教学实际，内容精炼、重点突出、构思新颖、图文并茂，具有很好的教学应用价值。本书主要适用于临床、基础、预防、口腔、药学、护理、检验等专业的本科教学。

　　系统解剖学是按系统研究正常人体器官的形态、位置、结构及功能的一门学科，是一门重要的基础课程。该学科名词多、结构多、密切联系临床，实验教学是理论联系实际、培养学生分析问题和解决问题能力的重要过程，也是学好人体解剖学的重要环节。实验课学习需要依次完成课前学习、课上标本观察、课后自我检测三个阶段，才能取得良好的学习效果。本书的编写从实验过程出发，按实验内容、实验步骤依次进行，各章节分为：实验目标、实验教具、实验内容、实验方法、复习思考题和实验报告等内容。本书条理清晰、语言精练、重点突出、内容详实、图片精美、结构典型，便于学习者对照观察学习。学习者在学习并掌握相应的教学内容后，可根据章节后的复习思考题、实验报告以及自测题，进行自我检测，从而熟练掌握系统解剖实验学的重点内容，达到融会贯通、学以致用的目的。

　　希望本书的出版能为高等医学教育的教学改革和发展起到一定的促进作用。在教材编写过程中得到了高等教育出版社的编审人员和各参编院校领导、专家编委的大力支持和帮助，在此表示衷心感谢。但教材在内容的取舍和形式上难免有疏漏之处，敬请读者批评指正。

王效杰　徐国成
2016年12月

前言

目 录

第一章 骨学 / 1
  第一节 总论及躯干骨 / 1
    实验报告 / 6
  第二节 四肢骨 / 8
    实验报告 / 14
  第三节 颅骨 / 16
    实验报告 / 25
第二章 骨连结 / 27
  第一节 骨连结总论及中轴骨连结 / 27
    实验报告 / 31
  第二节 四肢骨连结 / 33
    实验报告 / 42
第三章 肌学 / 44
  第一节 总论、头肌 / 44
    实验报告 / 47
  第二节 颈肌 / 49
    实验报告 / 51
  第三节 躯干肌 / 52
    实验报告 / 57
  第四节 四肢肌 / 59
    实验报告 / 68
第四章 消化系统 / 70
    实验报告 / 80
第五章 呼吸系统 / 82
    实验报告 / 89
第六章 泌尿系统 / 91
    实验报告 / 95
第七章 男性生殖系统 / 97
    实验报告 / 102
第八章 女性生殖系统及会阴 / 104
    实验报告 / 109

目
录

● **第九章　腹膜 / 110**
　　实验报告 / 114

● **第十章　心血管系统 / 115**
　　第一节　心 / 115
　　实验报告 / 124
　　第二节　动脉、静脉 / 126
　　实验报告 / 141

● **第十一章　淋巴系统 / 142**
　　实验报告 / 146

● **第十二章　视器 / 147**
　　实验报告 / 151

● **第十三章　前庭蜗器 / 153**
　　实验报告 / 157

● **第十四章　中枢神经系统 / 158**
　　第一节　脊髓 / 158
　　实验报告 / 161
　　第二节　脑 / 163
　　实验报告 / 175

● **第十五章　周围神经系统 / 177**
　　第一节　脊神经 / 177
　　实验报告 / 182
　　第二节　脑神经 / 184
　　实验报告 / 189
　　第三节　内脏神经系统 / 191
　　实验报告 / 193

● **第十六章　神经系统的传导通路 / 194**
　　实验报告 / 201

● **第十七章　脑和脊髓的被膜、血管及脑脊液
　　　　　　循环 / 202**
　　实验报告 / 207

● **第十八章　内分泌系统 / 209**
　　实验报告 / 213

第一章　骨学

第一节　总论及躯干骨

一、实验目标

1. 掌握骨的形态、分类及骨的构造。
2. 熟悉骨的化学成分与物理特征的关系。
3. 了解骨的发生与生长。
4. 掌握椎骨的一般形态结构和各部椎骨的主要形态特征。
5. 掌握肋、胸骨、骶骨的一般形态结构。
6. 掌握躯干骨的骨性标志。

二、实验教具

1. 整体骨架。
2. 长骨矢状面，显露骨密质和骨松质。
3. 幼儿长骨矢状面，显露骺软骨。
4. 去除无机质和有机质的骨。
5. 颈椎、胸椎、腰椎和骶骨、尾骨的零散标本。
6. 胸骨标本。

三、实验内容

1. 总论 introduction

骨质 bone substance（图1-1），骨膜 periosteum，骨髓 bone marrow（图1-2），外板 outer plate，内板 inner plate，板障 diploë。

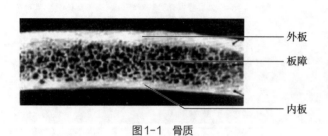

图1-1 骨质

外板
板障
内板

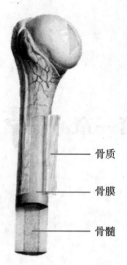

图1-2 骨的构造

骨质
骨膜
骨髓

2. 椎骨vertebra

寰椎atlas（图1-3），枢椎axis（图1-4），齿突dens，椎体vertebral body，椎弓vertebral arch，椎弓根pedicle of vertebral arch，椎上、下切迹superior and inferior vertebral notch，椎弓板lamina of vertebral arch，棘突spinous process（图1-5），横突transverse process，上、下关节突superior and inferior articular processes，椎孔

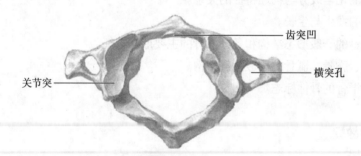

关节突
齿突凹
横突孔

图1-3 寰椎

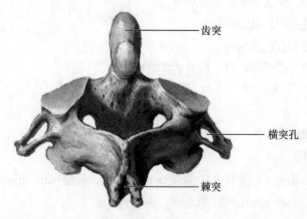

齿突
横突孔
棘突

图1-4 枢椎

vertebral foramen（图1-6），椎间孔intervertebral foramen（图1-7），上肋凹superior costal fovea，下肋凹inferior costal fovea，横突肋凹transverse costal fovea，横突孔transverse foramen。

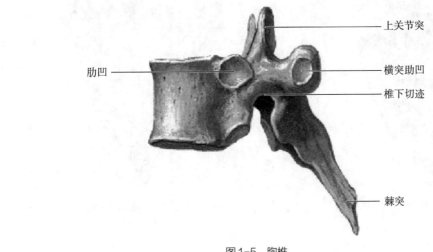

图1-5　胸椎

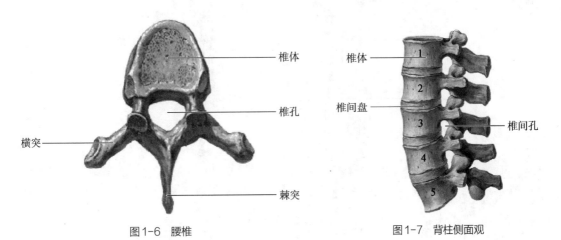

图1-6　腰椎　　　　　　　　　　　图1-7　背柱侧面观

3. 骶骨sacrum

岬promontory，骶前孔anterior sacral foramina（图1-8），骶正中嵴median sacral crest，骶后孔post. sacral foramina，骶管sacral canal，骶管裂孔sacral hiatus，骶角sacral cornu（图1-9），耳状面auricular surface，骶粗隆sacral tuberosity。

4. 胸骨sternum

胸骨柄manubrium sterni（图1-10，图1-11），颈静脉切迹jugular notch，锁切迹clavicular notch，胸骨体body of sternum，剑突xiphoid process，胸骨角sternal angle。

5. 肋ribs

肋头costal head，肋颈costal neck，肋结节costal tubercle，肋角costal angle，肋沟

costal groove（图1-12）。

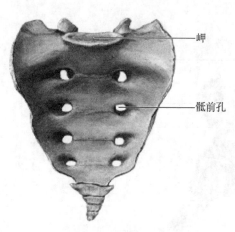

岬

骶前孔

图1-8　骶骨前面观

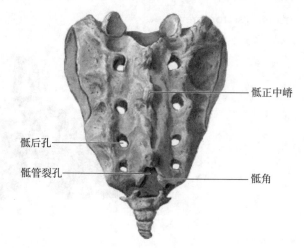

骶正中嵴

骶后孔

骶管裂孔

骶角

图1-9　骶骨后面观

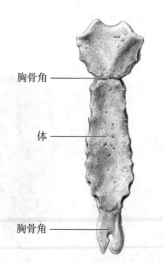

胸骨角

体

胸骨角

图1-10　胸骨前面观

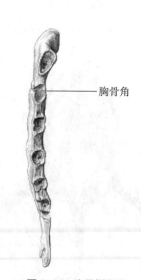

胸骨角

图1-11　胸骨侧面观

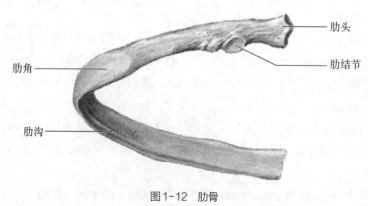

肋头

肋结节

肋角

肋沟

图1-12　肋骨

四、实验方法

1. 通过整体骨架观察躯干骨的位置。

2. 通过股骨或肱骨的矢状面，观察骨密质和骨松质的构成。

3. 在瓶装标本幼儿长骨两端矢状面，观察骺软骨。

4. 去除无机质的骨和去除有机质的骨标本上观察骨的成分及其特点。

5. 观察椎骨的一般形态　通过观察零散的椎骨形态，辨认椎体和椎弓，二者共同围成椎孔，椎孔相连形成椎管。椎弓根上、下切迹围成椎间孔。椎弓板有7个突起：1个向后的棘突，1对向两侧的横突，1对上关节突和1对下关节突。

6. 各部椎骨的主要特征

（1）颈椎：整体骨架观察颈椎的数目、椎体钩、横突孔及2～6颈椎棘突末端分叉。①第1颈椎，又名寰椎，呈环形，无椎体、棘突和关节突。②第2颈椎，又名枢椎，由椎体向上伸出一齿突，与寰椎的齿突凹相关节。③第7颈椎，又名隆椎，棘突长，末端不分叉，是计数椎骨的标志。

（2）胸椎：观察椎体的大小变化，上、下关节突关节面的方向。椎体表面有上、下肋凹，横突上有横突肋凹，观察肋凹与肋的对应关系。棘突细长斜向后下方，相互间呈叠瓦状。

（3）腰椎：观察椎体的大小变化，上、下关节突关节面的方向。椎体大，棘突呈板状，水平伸向后。在标本上找到副突和乳突。

（4）骶骨：观察骶骨的形态，前面和背面的区别，与椎骨形态的联系。底的前缘为岬。其内的骶管向下开口于骶管裂孔，裂孔两侧向下的突起称骶角。

（5）尾骨：三角形，末端游离称尾骨尖。

7. 胸骨　观察胸骨柄、胸骨体和剑突3部分。柄上缘为颈静脉切迹。柄和体连结处形成微向前凸的角，称胸骨角，两侧平对第2肋，是计数肋的重要标志。在活体上摸到胸骨角。

8. 肋　在整体骨架观察12对肋的排列，第1肋有上下面、其他肋是内、外侧面。观察肋的组成，即肋骨和肋软骨。观察其形态肋头、肋颈、肋体。找到内面近下缘处的肋沟。在零散标本中观察肋角的形成特点。第1～7对肋借肋软骨与胸骨直接相连，称为真肋；第8～10对肋借肋软骨与上一肋相连，称为肋弓。第11～12对肋游离于腹后壁，称浮肋。

五、复习思考题

1. 简述椎骨的一般形态特征。

2. 简述各部椎骨的形态特点。

（徐旭东）

数字课程学习

👤 复习思考题及答案　　✐ 自测题

实 验 报 告

题目：<u>骨</u>　　姓名：_____　　学号：_____

一、填图：骨的构造及椎骨

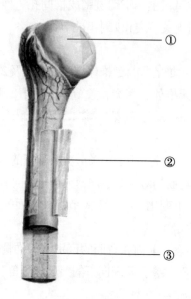

① _____

② _____

③ _____

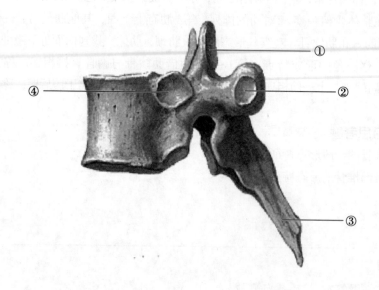

① _____

④ _____

② _____

③ _____

二、绘图：骶骨、胸骨

第二节　四肢骨

一、实验目标

1. 掌握上、下肢骨的组成、位置和形态结构。

2. 掌握上、下肢骨的重要骨性标志。

二、实验教具

1. 整体骨架。

2. 肱骨、桡骨、尺骨，股骨、胫骨、腓骨等游离骨。

3. 锁骨、肩胛骨、髋骨。

4. 手骨与足骨标本。

5. 骨盆标本与模型。

6. 幼儿髋骨标本。

三、实验内容

（一）上肢骨

1. 锁骨clavicle（图1-13）

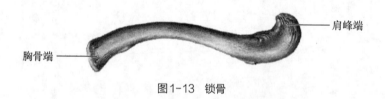

肩峰端

胸骨端

图1-13　锁骨

2. 肩胛骨scapula

上缘superior border，喙突coracoid process，外侧缘（腋缘）lateral（axillary）border，内侧缘（脊柱缘）medial（vertebral）border，上角superior angle，下角inferior angle，外侧角lateral angle，关节盂glenoid cavity，肩胛冈spine of scapula，肩峰acromion，冈上窝supraspinous fossa，冈下窝infraspinous fossa（图1-14，图1-15）。

3. 肱骨humerus

肱骨头head of humerus，外科颈surgical neck，大结节greater tubercle，小结节lesser tubercle，大结节嵴crest of greater tubercle，小结节嵴crest of lesser tubercle，结节间沟intertubercular groove，三角肌粗隆deltoid tuberosity，桡神经沟sulcus for radial nerve，外上髁lateral epicondyle，内上髁medial epicondyle，肱骨小头capitulum of humerus，肱骨滑车trochlea of humerus，冠突窝coronoid fossa，桡窝radial fossa，鹰嘴窝olecranon fossa，尺神经沟sulcus for ulnar nerve（图1-16，图1-17）。

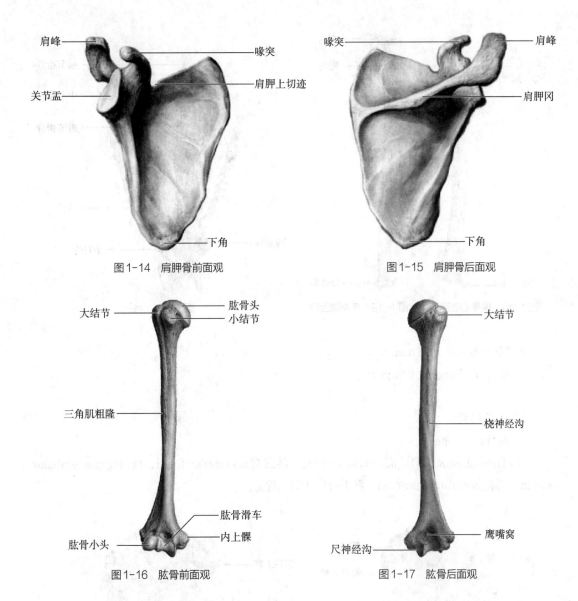

图 1-14 肩胛骨前面观

图 1-15 肩胛骨后面观

图 1-16 肱骨前面观

图 1-17 肱骨后面观

4. 桡骨 radius

桡骨头 head of radius，桡骨颈 neck of radius，桡骨粗隆 radial tuberosity，环状关节面 articular circumference，桡骨茎突 styloid process（laterally），尺切迹 ulnar notch（medially），腕关节面 carpal articular surface（图 1-18）。

5. 尺骨 ulna

鹰嘴 olecranon，冠突 coronoid process，滑车切迹 trochlear notch，桡切迹 radial notch，尺骨粗隆 ulnar tuberosity，尺骨茎突 styloid process，尺骨头 head of ulna（图 1-19）。

6. 腕骨 carpal bones

手舟骨 scaphoid bone，月骨 lunate bone，三角骨 triquetral bone，豌豆骨 pisiform bone，大多角骨 trapezium bone，小多角骨 trapezoid bone，头状骨 capitate bone，钩骨 hamate bone（图 1-20）。

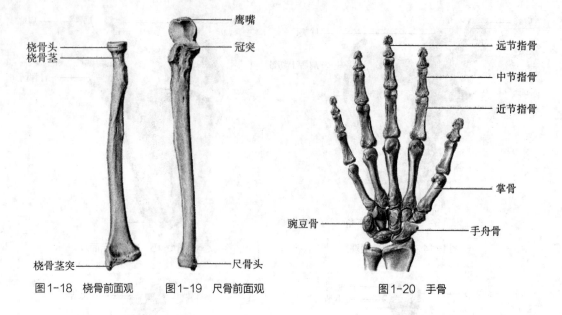

图1-18　桡骨前面观　　　图1-19　尺骨前面观　　　　图1-20　手骨

7. 掌骨 metacarpal bones
8. 指骨 phalanges of fingers

（二）下肢骨

1. 髋骨 hip bone

髋臼 acetabulum，月状面 lunate surface，髋臼窝 acetabular fossa，髋臼切迹 acetabular notch，闭孔 obturator foramen（图1-21，图1-22）。

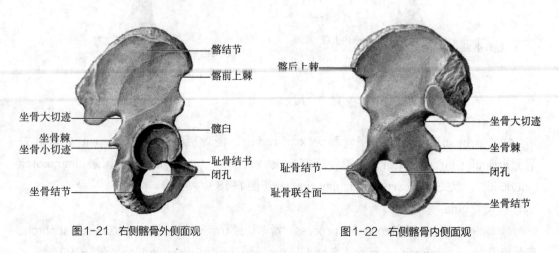

图1-21　右侧髋骨外侧面观　　　　　图1-22　右侧髋骨内侧面观

（1）髂骨 ilium：髂骨翼 ala of ilium，髂嵴 iliac crest，髂前上棘 anterior superior iliac spine，髂前下棘 anterior inferior iliac spine，髂结节 iliac tubercle，髂后上棘 posterior superior iliac spine，髂后下棘 posterior inferior iliac spine，坐骨大切迹 greater sciatic notch，髂窝 iliac fossa，弓状线 arcuate line，耳状面 auricular surface，髂粗隆 iliac tuberosity。

（2）坐骨ischium：坐骨体body of ischium，坐骨棘ischial spine，坐骨大切迹greater sciatic notch，坐骨小切迹lesser sciatic notch，坐骨支ramus of ischium，坐骨结节ischial tuberosity。

（3）耻骨pubis：髂耻隆起iliopubic eminence，耻骨上支superior ramus of pubis，耻骨梳pecten pubis，耻骨结节pubic tubercle，耻骨嵴pubic crest，耻骨联合面symphysial surface，耻骨下支inferior ramus of pubis。

2. 股骨femur

股骨头femoral head，股骨头凹fovea of femoral head，股骨颈neck of femur，大转子greater trochanter，小转子lesser trochanter，转子间线intertrochanteric line，转子间嵴intertrochanteric crest，粗线linea aspera，臀肌粗隆gluteal tuberosity，内侧髁medial condyle，外侧髁lateral condyle，髁间窝intercondylar fossa，髌面patellar surface（图1-23，图1-24）。

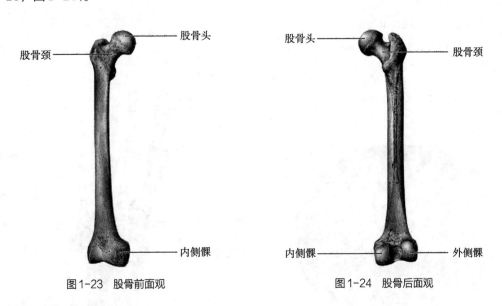

图1-23　股骨前面观　　　　　　图1-24　股骨后面观

3. 胫骨tibia

内、外侧髁medial and lateral condyles，髁间隆起intercondylar eminence，腓关节面fibular articular surface，胫骨粗隆tibial tuberosity，胫骨前缘anterior border of tibia，腓切迹fibular notch，内踝medial malleolus（图1-25，图1-26）。

4. 腓骨fibula

腓骨头fibular head，腓骨颈neck of fibula，外踝lateral malleolus（图1-27）。

5. 髌骨patella（图1-28）

6. 跗骨tarsal bones

距骨talus，跟骨calcaneus，足舟骨navicular bone，内侧、中间和外侧楔骨medial、intermediate and lateral cuneiform bone，骰骨cuboid bone（图1-29）。

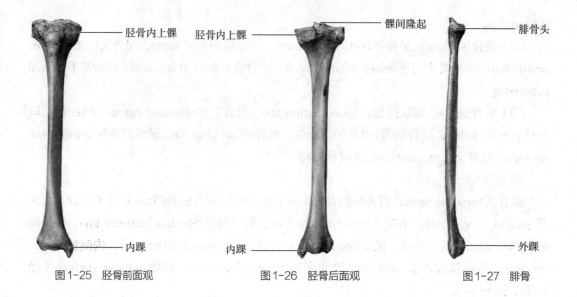

图1-25 胫骨前面观　　图1-26 胫骨后面观　　图1-27 腓骨

（图1-25 labels：胫骨内上髁、内踝）
（图1-26 labels：胫骨内上髁、髁间隆起、内踝）
（图1-27 labels：腓骨头、外踝）

7. 跖骨 metatarsal bones
8. 趾骨 phalanges of toes

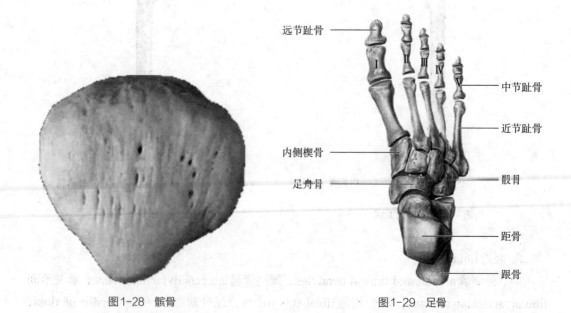

图1-28 髌骨　　图1-29 足骨

（图1-29 labels：远节趾骨、中节趾骨、近节趾骨、内侧楔骨、足舟骨、骰骨、距骨、跟骨）

四、实验方法

观察四肢骨时，将标本置于标准解剖姿势，参照整体骨架辨别其是左侧还是右侧的标本。

1. 锁骨　在游离锁骨上辨认、观察其形态。位于胸廓前上方，呈"∽"形，内侧端粗大，为胸骨端，外侧端扁平为肩峰端，锁骨中、外1/3交界处易发生骨折。对照标本，在自身触摸到锁骨的全长。

2. 肩胛骨　上缘外侧有喙突。外侧角有关节盂，上角平对第2肋，下角平对第7肋或第

7肋间隙，为计数肋骨的标志。后面有肩胛冈和肩峰。

3. 肱骨 为典型的长骨。上端有肱骨头，头周围稍细的部分称解剖颈，其下方稍细的部分，称外科颈 体后面中份有桡神经沟。下端由外向内分别是肱骨小头、肱骨滑车及尺神经沟。

4. 尺骨 上端有滑车切迹，其上、下方各有一突起，称鹰嘴和冠突，下端为尺骨头。

5. 桡骨 上端称桡骨头，上面有关节凹，头周围有环状关节面。下端有尺切迹，向下突出的结构称桡骨茎突。

6. 腕骨 8块，近侧列由桡侧向尺侧依次为手舟骨、月骨、三角骨和豌豆骨。远侧列为大多角骨、小多角骨、头状骨和钩骨。

7. 掌骨 5块，其近侧端为底，中间为体，远侧端为头。

8. 指骨 14块，除拇指为2节外，其余各指均为3节。

9. 髂骨 位于髋骨的后上部，分体和翼两部分。髂骨翼内侧面称髂窝。髂骨翼上缘称髂嵴，其前端为髂前上棘，其后端为髂后上棘。

10. 坐骨 位于髋骨后下部，分体和支两部。坐骨体下份后部肥厚粗糙，称坐骨结节。坐骨体后缘有坐骨棘。

11. 耻骨 位于髋骨前下部，分体和上、下两支。上支的上缘锐薄，称耻骨梳，向前终于耻骨结节。

12. 股骨 是人体最长最结实的长骨。上端为股骨头，头外侧较细称股骨颈。颈、体交界处上外侧为大转子，下内侧为小转子。下端有内侧髁和外侧髁，两髁间为髁间窝。

13. 髌骨 是人体最大的一块籽骨，体表可扪到。

14. 胫骨 上端膨大形成内侧髁和外侧髁，两髁间为髁间隆起。上端有胫骨粗隆。下端有内踝。

15. 腓骨 上端称腓骨头，下端为外踝。

16. 跗骨 7块，属短骨，分成前、中、后三列。前列依次为内侧楔骨、中间楔骨、外侧楔骨及骰骨。中列为足舟骨。后列为跟骨和距骨。

17. 跖骨 5块，其近端为底，中部为体，远端为头。

18. 趾骨 14块，各节趾骨的名称和结构均与手指骨相同。

五、复习思考题

简述肩胛骨的形态特征。

（孙安邦）

数字课程学习

👤 复习思考题及答案 ✏️ 自测题

实 验 报 告

题目：四肢骨　　**姓名：**＿＿＿＿＿＿　　**学号：**＿＿＿＿＿＿

一、填图：髋骨、肱骨

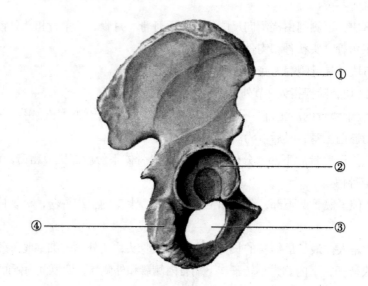

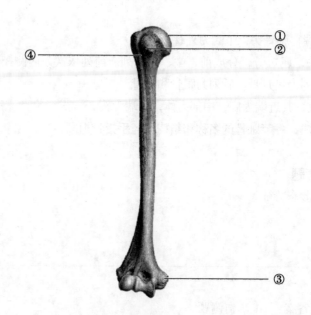

二、**绘图**：肩胛骨、股骨

分数_____　　教师签名_____　　年　月　日

第三节 颅骨

一、实验目标

1. 掌握脑颅骨和面颅骨的名称、位置，下颌骨的形态、结构。

2. 熟悉筛骨、蝶骨、枕骨、颞骨、上颌骨的形态。

3. 掌握颅的整体观，前面、侧面和颅底内外面观的孔、裂的名称、位置。

4. 掌握新生儿颅骨的特征，了解其出生后的形态变化。

二、实验教具

1. 整体骨架。

2. 完整颅骨、颅骨正中矢状切、颅骨水平切、分散颅骨标本或模型。

3. 筛骨、蝶骨、枕骨、颞骨、上颌骨、下颌骨的零散标本。

三、实验内容

（一）颅骨的分部

1. 脑颅骨 cerebral cranium

额骨 frontal bone，筛骨 ethmoidal bone，蝶骨 sphenoidal bone，枕骨 occipital bone，颞骨 temporal bone，顶骨 parietal bone（图1-30～图1-33）。

2. 面颅骨 facial cranium

犁骨 vomer，舌骨 hyoid bone，上颌骨 maxilla，鼻骨 nasal bone，泪骨 lacrimal bone，腭骨 palatine bone，颧骨 zygomatic bone，下鼻甲 inferior nasal conchae，下颌骨 mandible，下颌切迹 mandibular notch，冠突 coronoid process，髁突 condylar process，下颌头 head of mandible，下颌颈 neck of mandible，下颌角 angle of mandible，下颌孔 mandibular foramen，颏孔 mental foramen（图1-34～图1-36）。

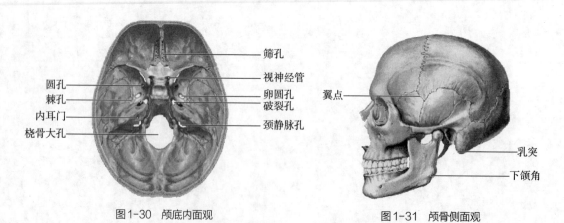

图1-30 颅底内面观　　　　　　　　　图1-31 颅骨侧面观

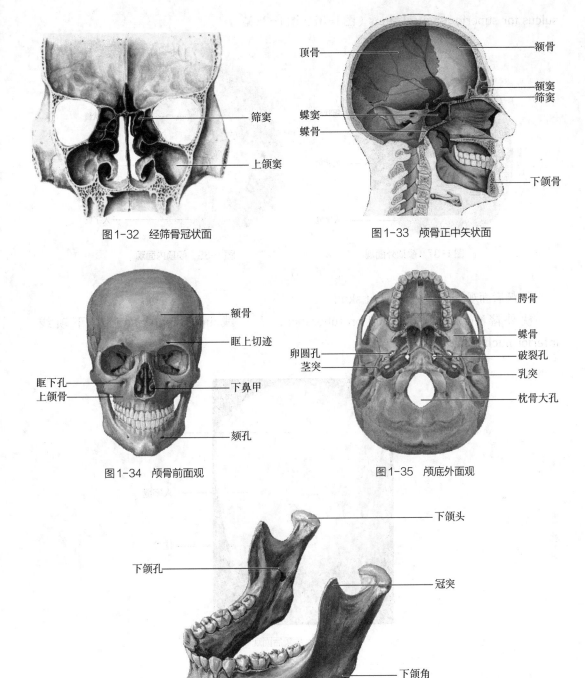

图1-32　经筛骨冠状面

顶骨
额骨
蝶窦
额窦
筛窦
蝶骨
下颌骨

图1-33　颅骨正中矢状面

筛窦
上颌窦

额骨
眶上切迹
眶下孔
下鼻甲
上颌骨
颏孔

图1-34　颅骨前面观

腭骨
蝶骨
卵圆孔
破裂孔
茎突
乳突
枕骨大孔

图1-35　颅底外面观

下颌头
下颌孔
冠突
下颌角

图1-36　下颌骨

（二）颅的整体观

1. 颅上面观 superior view of skull

冠状缝 coronal suture，矢状缝 sagittal suture，人字缝 lambdoid suture，上矢状窦沟

17

sulcus for superior sagittal sinus（图1-37，图1-38）。

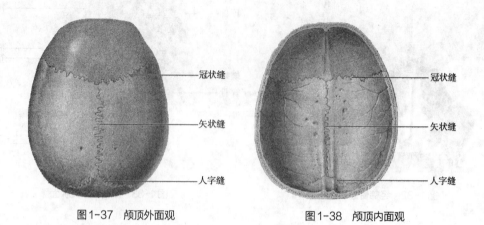

冠状缝	冠状缝
矢状缝	矢状缝
人字缝	人字缝

图1-37　颅顶外面观　　　　　图1-38　颅顶内面观

2. 颅后面观posterior view of skull

枕外隆凸external occipital protuberance，上项线superior nuchal line，下项线 inferior nuchal line（图1-39）。

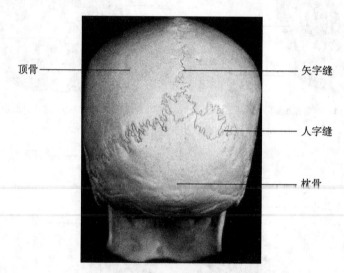

顶骨————　　　　　————矢字缝

　　　　　　　　　　————人字缝

　　　　　　　　　　————枕骨

图1-39　颅骨后面观

3. 颅底内面观internal view of base of skull

（1）颅前窝anterior cranial fossa：鸡冠crista galli，筛板cribriform plate，筛孔 cribriform foramina（图1-30）。

（2）颅中窝middle cranial fossa：垂体窝hypophysial fossa，视神经管optic canal，眶上裂superior orbital fissure，圆孔foramen rotundum，卵圆孔foramen ovale，棘孔 foramen spinosum，破裂孔foramen lacerum，三叉神经压迹trigeminal impression，鼓室 盖tegmen tympani。

18

（3）颅后窝 posterior cranial fossa：枕骨大孔 foramen magnum，斜坡 clivus，舌下神经管内口 internal opening of hypoglossal canal，枕内隆凸 internal occipital protuberance，横窦沟 sulcus for transverse sinus，乙状窦沟 sulcus for sigmoid sinus，颈静脉孔 jugular foramen，内耳门 internal acoustic pore（图1-30）。

4. 颅底外面观 external view of base of skull

骨腭 bony palate，鼻后孔 posterior nasal apertures，翼突 pterygoid process，枕髁 occipital condyle，舌下神经管外口 external opening of hypoglossal canal，颈动脉管外口 external opening of carotid canal，茎突 styloid process，茎乳孔 stylomastoid foramen，下颌窝 mandibular fossa，关节结节 articular tubercle（图1-35）。

5. 颅侧面观 lateral view of skull

外耳门 external acoustic pore，乳突 mastoid process，颧弓 zygomatic arch，翼点 pterion，颞窝 temporal fossa，颞下窝 infratemporal fossa，翼腭窝 pterygopalatine fossa（图1-31，图1-40）。

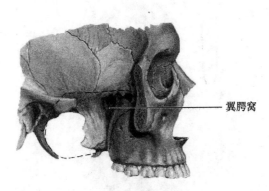

图1-40　颞下窝

6. 颅前面观 anterior view of skull

（1）眶 orbit：眶上切迹 supraorbital notch，眶下孔 infraorbital foramen，视神经管 optic canal，泪腺窝 fossa for lacrimal gland，眶下裂 infraorbital fissure，眶下沟 infraorbital groove，眶下管 infraorbital canal（图1-34）。

（2）骨性鼻腔 bony nasal cavity：

1）骨性鼻中隔 bony nasal septum，上、中和下鼻甲 superior, middle and inferior nasal conchae，上、中和下鼻道 superior, middle and inferior nasal meatus，蝶筛隐窝 sphenoethmoidal recess（图1-41，图1-42）。

2）鼻旁窦 paranasal sinuses：额窦 frontal sinus，上颌窦 maxillary sinus，筛窦 ethmoidal cellules，蝶窦 sphenoidal sinus（图1-32，图1-33）。

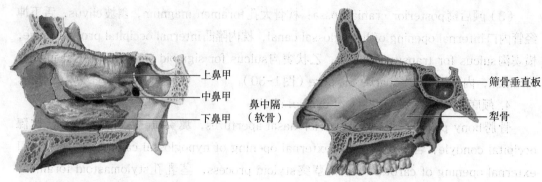

图1-41 骨性鼻腔外侧壁　　　　　图1-42 骨性鼻腔鼻中隔

上鼻甲　中鼻甲　下鼻甲　鼻中隔（软骨）　筛骨垂直板　犁骨

（三）新生儿颅的特征

前囟 anterior fontanelle，后囟 posterior fontanelle。（图1-43）

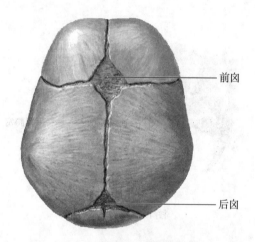

前囟

后囟

图1-43 新生儿颅顶外侧面观

四、实验方法

颅骨共23块，分为脑颅骨和面颅骨两部分。脑颅骨8块，成对的顶骨和颞骨，不成对的额骨、枕骨、筛骨和蝶骨。面颅骨15块，6个成对的鼻骨、泪骨、上颌骨、颧骨、腭骨、下鼻甲，不成对的犁骨、下颌骨和舌骨。

（一）脑颅骨和面颅骨

在完整的分离颅骨标本上，观察脑颅骨和面颅骨的形态和位置。

1. 额骨　位于颅的前上方，分额鳞、眶部及鼻部三部分。

（1）额鳞：为瓢形或贝壳形，注意观察其内部的空腔，即额窦，可用探针探查额窦的开口位置。

（2）眶部：后伸的水平位薄骨板，观察眉弓、眉间、眶上缘、眶上孔（眶上切迹）、泪腺窝、额窦（眉弓深方）、颧突。

（3）鼻部：位于两侧眶部之间，呈马蹄铁形，缺口处为筛切迹。

2. 颞骨　参与构成颅底和颅腔侧面，成对分布。以外耳门为中心分三部，即鳞部、鼓部和岩部（锥部）。

（1）鳞部：内面：重点观察脑膜中动脉沟；外面：观察颧突、下颌窝和关节结节。

（2）鼓部：为弯曲的骨片，从前、下、后三面围绕外耳道。观察乳突和乙状窦沟。

（3）岩部（锥部）：前面主要观察三叉神经压迹、弓状隆起和鼓室盖；后面中央部有内耳门；下面中央部有颈动脉管外口，再向后外侧依次为颈静脉窝、茎突和茎乳孔，用铁丝探查颈动脉管走行及开口于岩部尖端的颈动脉管内口；岩部后份为乳突，内有乳突小房。

3. 蝶骨　由体、大翼、小翼和翼突四部分主要结构构成。

（1）蝶骨体：内含蝶窦，探查其开口，向前开口于蝶筛隐窝；体上面称蝶鞍，中央为垂体窝。观察前床突、后床突和颈动脉沟。

（2）蝶骨大翼：观察大翼根部由前内向后外弧形排列的圆孔、卵圆孔和棘孔。

（3）蝶骨小翼：小翼与体的交界处有视神经管，与大翼间的裂隙为眶上裂。可探查经视神经管及眶上裂的交通。

（4）翼突：从体与大翼连接处下垂，向后敞开称为翼突内侧板和翼突外侧板，根都有翼管，用探针探查其交通，向前通翼腭窝。

4. 筛骨　分别在颅骨的矢状、冠状面以及整体颅骨上观察筛骨的形态。其位于两眶之间，此骨在额状切面呈"巾"，分为筛板、垂直板和筛骨迷路三部。

（1）筛板：构成鼻腔的顶，多孔，板上的小孔称筛孔，板前份有鸡冠。

（2）垂直板：自筛板中线下垂，居正中矢状位，构成骨性鼻中隔上部。

（3）筛骨迷路：位于垂直板两侧，内有筛小房（筛窦）。迷路内侧壁有上鼻甲和下鼻甲，迷路外侧壁构成眶的内侧壁，称眶板。

5. 顶骨　位于颅顶部，呈四边形，左右各一，可在自体上触摸顶结节。

6. 枕骨　呈勺状，前下部有枕骨大孔，借此孔分为四部：前为基底部、后为枕鳞、两侧为侧部，侧部下面有枕髁。

7. 下颌骨　在游离下颌骨上观察形态结构，在整体颅骨上观察其与颞骨的连接。

（1）下颌体：为弓状板，下缘为下颌底，上缘构成牙槽弓；体外面正中有颏隆凸、颏孔；内面有颏棘、二腹肌窝。

（2）下颌支：为由下颌体向上突起的骨板，末端前方的突起为冠突，后方的称髁突，两突之间为下颌切迹。髁突上端膨大为下颌头，头下方变细称下颌颈。下颌支与下颌底相交处称下颌角，可在活体触摸。下颌支内面有下颌孔，孔前缘有下颌小舌。

8. 舌骨　呈马蹄铁形，分为舌骨体、舌骨大角、舌骨小角。

9. 上颌骨　先在彩色模型上指明上颌骨的位置和大致形状，随后逐一观察其一体和四突。

（1）上颌体：内含上颌窦，探查其开口位置。前面上份有眶下孔，孔下方为尖牙窝；颞下面朝向后外，中部有牙槽孔；眶面有眶下沟，向前下连于眶下管；鼻面后份有上颌窦裂孔，前份有泪沟。

（2）四突：额突伸向上；颧突伸向外侧；牙槽突由体伸向下；腭突由体内向内水平伸出。

10. 腭骨　成对，呈"L"形，分为水平板和垂直板两部分。

11. 鼻骨、泪骨、下鼻甲、颧骨、犁骨　可在整体颅骨观察其位置及形态，进而观察其单块骨的形态特点。鼻骨为长条形小骨片，上窄下宽；泪骨为方形小骨片，连于上颌骨与筛骨迷路之间；颧骨呈菱形；下鼻甲为薄而卷曲的小骨片；犁骨为斜方形小骨片。

（二）颅的侧面观、前面观及颅底

在颅骨模型及标本上观察颅骨的整体形态结构，重点在标本上观察颅的侧面观、前面观以及颅底的内面观和外面观。注意观察新生儿颅的形态特点。

1. 顶面观　在模型或者标本上观察冠状缝、矢状缝、人字缝和顶结节。

2. 后面观　在模型或者标本上观察颅的后面观，可见枕外隆凸、上项线、下项线、人字缝和矢状缝。

3. 侧面观　侧面中部有外耳门，其后方为乳突，前方是颧弓。以颧弓为标志，颅侧面分为颞窝和颞下窝，在整体颅模型或标本上观察上述结构。

（1）颞窝：其上界为颞线。颞窝的前下部较薄，在额骨、顶骨、颞骨及蝶骨汇合处最薄弱，此处常构成"H"形的缝，称作翼点，即人们常讲的"太阳穴"。比较此处骨的厚度，观察其内面的脑膜中动脉沟，思考翼点外伤后易致人死亡的原因。

（2）颞下窝：位于上颌骨体和颧骨后方的间隙，上通颞窝。窝前壁为上颌骨体和颧骨，内壁为翼突外侧板，外壁为下颌支，下壁空缺。此窝向上经卵圆孔和棘孔通颅中窝；向前经眶下裂通眶；向内经翼上颌裂通翼腭窝。

翼腭窝是位于上颌骨体、蝶骨翼突及腭骨之间的狭窄间隙，在颞下窝内侧。此窝向外通颞下窝；向前经眶下裂通眶；向内经蝶腭孔通鼻腔；向后经圆孔通颅中窝；经翼管通颅底外面；向下通腭大孔，再经腭大孔通口腔。可在标本上用探针示范其交通。

4. 前面观　分为额区、眶、骨性鼻腔和骨性口腔。主要观察眶与骨性鼻腔。

（1）额区：为眶以上的部分，由额鳞组成。两侧有额结节，下方有眉弓。

（2）眶：为底朝向前外、尖向后内的四棱锥体形的腔，在标本或模型上观察构成眶的骨性结构，重点观察眶的上、下、内侧和外侧四壁及眶底、眶尖的结构。

底：即眶口，略呈四边形，眶上缘有眶上孔（眶上切迹），眶下缘有眶下孔。观察眶上孔和眶下孔的位置及方向，理解眶上神经阻滞和眶下神经阻滞的进针方向。尖：尖端有视神经管口，用探针探查其与颅中窝的交通。上壁：由额骨眶部和蝶骨小翼构成，前外侧有泪腺窝。内侧壁：由前向后为上颌骨额突、泪骨、筛骨眶板和蝶骨体。前下有泪囊窝，可用探针探查其经鼻泪管向下与鼻腔的交通。下壁：主要由上颌骨构成。下壁和外侧壁交界处后份有眶下裂，裂中部有向前行的眶下沟，向前导入眶下管，管开口于眶下孔。外侧壁：由颧骨和蝶骨大翼构成，外侧壁与上壁交界处的后份有眶上裂。

（3）骨性鼻腔：位于面颅中央，介于两眶和上颌骨之间，骨性鼻中隔将其分为左、右两半。在颅的正中矢状面上，观察骨性鼻腔的外侧壁，查看上、中、下鼻甲及相应下方的上、中、下鼻道。

顶：由筛板构成。底：由骨腭构成，前端有切牙管通口腔。内侧壁：即骨性鼻中隔，由筛骨垂直板和犁骨组成。外侧壁：自上而下有上鼻甲、中鼻甲、下鼻甲，每个鼻甲下方有相应的上鼻道、中鼻道、下鼻道。上鼻甲后上方与蝶骨之间有蝶筛隐窝，中鼻甲后方有蝶腭孔，用探针分别探查蝶筛隐窝、蝶腭孔与蝶窦、翼腭窝的交通。前界：梨状孔。后界：鼻后孔。在颅的正中矢状面上，观察鼻旁窦的位置，即位于蝶骨体内的蝶窦、额骨内的额窦；在颅的冠状切标本上，查看上颌骨内的上颌窦和筛骨迷路内的筛窦，注意观察上颌窦开口与窦底的位置关系以及筛骨的分群。用探针探查鼻旁窦在鼻腔的开口。

鼻旁窦是上颌骨、额骨、蝶骨及筛骨内的骨腔，位于鼻腔周围并且开口于鼻腔。额窦位于眉弓深面，开口于中鼻道前部；蝶窦位于蝶骨体内，开口于蝶筛隐窝；筛窦位于筛骨迷路内，分三群，前群和中群开口于中鼻道，后群开口于上鼻道；上颌窦位于上颌骨体内，开口于中鼻道。

（4）骨性口腔：骨性口腔由上颌骨、腭骨及下颌骨构成。观察骨性口腔的上壁，即骨腭，注意腭中缝、切牙孔、切牙管、腭大孔及腭小孔。

5. 颅底内面观　重点查看从前向后三个阶梯状的颅前窝、颅中窝和颅后窝的构成及颅底的孔裂。可用探针探查孔裂的开口位置。

（1）颅前窝：位置较高，由额骨眶部、筛骨筛板和蝶骨小翼构成，观察正中线上由前到后的额嵴、盲孔和鸡冠，两侧为筛板，其上有筛孔。观察筛板处的骨质，理解颅底骨折为什么会出现脑脊液鼻漏。

（2）颅中窝：高低不平，由蝶骨体、蝶骨大翼及颞骨岩部构成。中央为蝶骨体，上有垂体窝，窝前外侧有视神经管，管口外侧有前床突。垂体窝前方有鞍结节，后方有鞍背，鞍背两侧角有向上的后床突。垂体窝与鞍背合称蝶鞍，其两侧有颈动脉沟，沟向前外侧通眶上裂，沟后端有破裂孔，此孔续于颈动脉管内口。蝶鞍两侧自前内向后外依次有圆孔、卵圆孔和棘孔。颞骨岩部前面尖端有三叉神经压迹，弓状隆起与颞鳞之间有鼓室盖。用探针从颅底的内面探查眶上裂、圆孔、卵圆孔、棘孔、破裂孔和颈动脉管内口的连通。

（3）颅后窝：最低，主要由枕骨和颞骨岩部后面构成。窝中央有枕骨大孔，孔前上方为斜坡，孔前外侧缘有舌下神经管内口，孔后上方有枕内隆凸，由此向上延续为上矢状窦沟，该沟向下续于枕内嵴，两侧续于横窦沟，横窦沟向前下改称乙状窦沟，末端终于颈静脉孔。颞骨岩部后面有内耳门，通入内耳道。

6. 颅底外面观　颅底外面可见高低不平，孔裂甚多。由前向后可见牙槽弓和骨腭。骨腭正中有腭中缝，前端有切牙孔，通入切牙管；近后缘两侧有腭大孔。可见骨腭上方的鼻后孔，鼻后孔两侧为翼突内侧板和翼突外侧板，翼突外侧板根部后外方，有卵圆孔和棘孔。鼻后孔后方有枕骨大孔，孔前方为枕骨基底部，两侧有枕髁，枕髁前外侧梢上有舌下神经管外口，枕髁后方有髁管开口。枕髁外侧、枕骨与颞骨交界处有颈静脉孔，其前方有颈动脉管外口。颈静脉孔后外侧有茎突，茎突根部有茎乳孔。颧弓根部后方有下颌窝，窝前缘为关节结节。蝶骨、枕骨基底部和颞骨岩部汇合处为破裂孔。用探针从颅底的外面探查卵圆孔、棘孔、破裂孔、颈动脉管外口、舌下神经管外口和颈静脉孔的连通。

7. 观察新生儿颅的形态特点　面颅较小，脑颅大，与成人颅不同；颅顶骨为膜化骨形成，新生儿颅顶骨因未完全骨化，保留了前部膜性的前囟和后部的后囟，在颅侧面观察前方的蝶囟和后方的乳突囟，可用手触摸，体会囟的形成，理解其临床意义。

8. 触摸骨性体表标志　对照标本，在活体上触摸枕外隆凸、乳突、下颌角、颧弓及髁突。

五、复习思考题

1. 简述颅中窝的结构。

2. 鼻旁窦包括哪些,其位置、开口在何处?

3. 幼儿的骨为什么易变形而不易骨折,而老年人的骨易骨折而不易变形?

4. 颅内底面观包括哪些沟、管、裂、孔,各通行什么结构?

（徐旭东）

数字课程学习

复习思考题及答案　　自测题

实 验 报 告

题目：<u>颅骨</u>　　**姓名：**＿＿＿＿＿＿　　**学号：**＿＿＿＿＿＿

一、填图：颅底内面观的孔、裂，颅侧面观

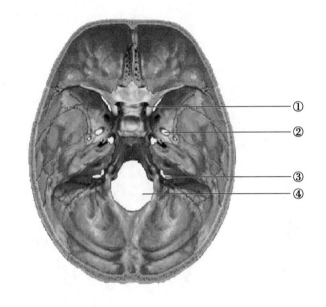

① ＿＿＿＿＿
② ＿＿＿＿＿
③ ＿＿＿＿＿
④ ＿＿＿＿＿

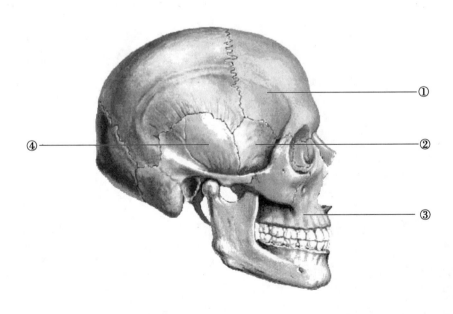

二、**绘图**：下颌骨

第二章　骨连结

第一节　骨连结总论及中轴骨连结

一、实验目标

1. 掌握关节的基本结构和辅助结构。
2. 了解纤维连结、软骨连结和骨性结合。
3. 掌握脊柱的组成、连结形式、形态特点和功能。
4. 掌握胸廓的组成、形态特点和功能。
5. 熟悉颞下颌关节构成、结构特点和运动形式。

二、实验教具

1. 整体骨架。
2. 瓶装标本和零散湿标本：脊柱颈部或胸部或腰部矢状断、横断面标本，显示椎间盘、前纵韧带、后纵韧带、椎弓间连结、项韧带等，胸肋关节。
3. 颞下颌关节显示其关节盘。

三、实验内容

（一）躯干骨连结

1. 脊柱 vertebral column

椎间盘 intervertebral disc，髓核 nucleus pulpous，纤维环 annulus fibrous（图2-1），前纵韧带 anterior longitudinal ligament（图2-2），后纵韧带 posterior longitudinal ligament（图2-3），黄韧带 ligamenta flava，棘间韧带 interspinal ligament，棘上韧带 supraspinal ligament（图2-4），关节突关节 zygapophysial joint，颈曲 cervical curvature，胸曲 thoracic curvature，腰曲 lumbar curvature，骶曲 sacral curvature（图2-5）。

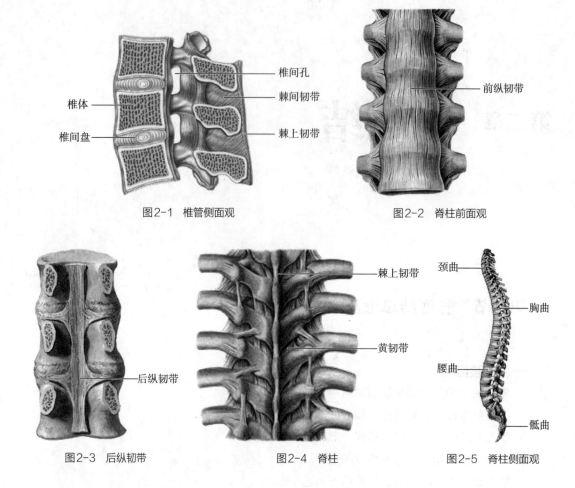

图2-1　椎管侧面观　　　　　　　图2-2　脊柱前面观

图2-3　后纵韧带　　　　　图2-4　脊柱　　　　　图2-5　脊柱侧面观

2. 胸廓 thoracic cage（thorax）

肋弓 costal arch，肋头关节 joints of costal head，肋横突关节 costotransverse joint，胸廓上口 inlet of thorax，胸廓下口 outlet of thorax，胸骨下角 infrasternal angle，肋间隙 intercostal space（图2-6，图2-7）。

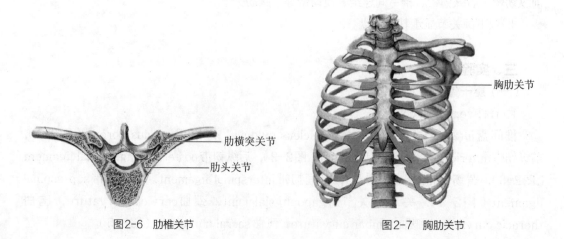

图2-6　肋椎关节　　　　　　　　图2-7　胸肋关节

（二）颅的连结

颞下颌关节temporomandibular joint，下颌窝mandibular fossa，关节结节articular tubercle，下颌头head of mandible，关节盘articular disc，缝suture（图2-8，图1-31）。

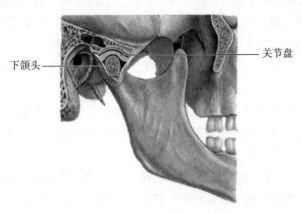

下颌头　　　　　　　　　　　　　　　　关节盘

图2-8　颞下颌关节

四、实验方法

1. 脊柱　由24块椎骨、1块骶骨和1块尾骨借骨连结形成。在脊柱节段及整体标本上观察躯干骨连结。

（1）椎骨间的连结：包括椎体间连结和椎弓间连结。

1）椎体间的连结：①椎间盘：在脊柱矢状切标本上，观察连结相邻两个椎体之间的椎间盘，其由两部分构成，中央部为髓核，周围部为纤维环。按压椎间盘，观察其厚度的改变，理解脊柱运动时椎间盘厚度的变化。思考椎间盘为什么容易向后外侧突出而压迫从椎间孔出入的脊神经。②前、后纵韧带：紧贴椎体前、后面可见质地坚韧、呈纵向走行的前纵韧带和后纵韧带，观察前、后纵韧带的位置，理解其作用。

2）椎弓间的连结：①黄韧带：在脊柱矢状切标本上观察黄韧带。黄韧带位于椎管内，连结相邻的两椎弓板、注意黄韧带由弹力纤维构成，外观上并不是黄颜色的。当黄韧带肥厚时，易压迫椎间孔内的脊神经。②棘间韧带：连结相邻棘突间的纤维。③棘上韧带和项韧带：连结胸椎、腰椎和骶椎各棘突尖之间的纵行韧带。在颈部，从颈椎棘突尖向后扩展成三角形板状的弹性纤维膜，称项韧带。注意观察自棘突间进针穿刺的层次。注意棘上韧带与棘间韧带融合，不易分离。④横突间韧带：连结相邻横突间的纤维索。⑤关节突关节：由相邻椎骨的上、下关节突的关节面构成。关节突关节脱位易压迫椎间孔内的脊神经。

3）寰枕关节及寰枢关节：①寰枕关节：是由两侧的枕髁和寰椎侧块的上关节凹构成的联合关节。②寰枢关节：包括寰枢外侧关节和寰枢正中关节，前者由寰椎侧块的下关节面与枢椎上关节面构成；后者由枢椎齿突与寰椎前弓后方的关节面和寰椎韧带构成。寰枢关节为人类所特有，可使寰椎沿枢椎齿突做旋转运动。

（2）脊柱的整体观：

1）前面观：椎体宽度自第2颈椎至第3腰椎逐渐增宽，到第2骶椎为最宽；从骶骨耳状面以下，椎体又逐渐缩小。

2）后面观：椎骨棘突纵贯成嵴，位于背部正中线上。颈椎棘突短而分叉，近水平位；胸椎棘突细长，斜向后下方呈叠瓦状排列；腰椎棘突呈板状，水平后伸。

3）侧面观：成人的脊柱有颈、胸、腰、骶四个生理弯曲。颈曲和腰曲凸向前，颈曲是婴幼儿抬头时形成的，可支持头的抬起；腰曲是走路时形成的，可使体重后移，维持平衡；胸曲和下段的骶曲凸向后，先天形成，可增加胸腔和盆腔的矢状径。

2. 胸廓　由12块胸椎、12对肋、1块胸骨及其间的连结构成，主要关节为肋椎关节和胸肋关节。在胸廓标本或骨架上，观察胸廓的构成及形态。

（1）肋椎关节：包括肋头关节和肋横突关节，前者由肋头的关节面与相邻胸椎椎体的肋凹构成，后者由肋结节关节面与横突肋凹构成。肋头关节和肋横突关节是联合关节，牵拉肋骨，观察肋头关节和肋横突关节的运动。

（2）胸肋关节：胸肋关节由第2～7肋软骨与胸骨相应的肋切迹构成，属于微动关节。第1肋与胸骨柄之间的连结形成软骨结合。第8～10肋软骨前端与上位的肋软骨借软骨间连结形成肋弓，肋弓是重要的体表标记，对照标本在活体上触摸肋弓及第11～12肋软骨的前端游离。

（3）胸廓的整体观：成人胸廓近似圆锥形，有上、下两口和前、后、外侧三壁。上口由胸骨柄上缘、第1肋和第1胸椎体构成；下口由第12胸椎、第11对肋及第12对肋前端、肋弓和剑突围成；前壁由胸骨、肋软骨及肋骨前端构成；后壁由胸椎和肋角内侧部分的肋骨构成；外侧壁由肋骨体构成。

3. 颅骨连结

（1）纤维连结和软骨连结：在整体颅骨标本上观察颅顶骨间的冠状缝、人字缝、矢状缝及前囟，观察颅底各骨之间的骨性结合。

（2）颞下颌关节：在整颅标本上，观察颞下颌关节的构成，观察其关节囊和下颌颈外侧的外侧韧带。在经颞下颌关节矢状切标本上，观察关节盘，此盘可将关节腔分为上、下两部分，用手活动关节头，注意观察关节盘的运动方向。在模型上，查找下颌关节脱位的原因并进行复位。

复习思考题

简述脊柱生理弯曲的形成过程。

（陈永春）

数字课程学习

👤 复习思考题及答案　　✍ 自测题

实 验 报 告

题目：骨连结 **姓名：**_____ **学号：**_____

一、填图：椎骨间连结、颞下颌关节

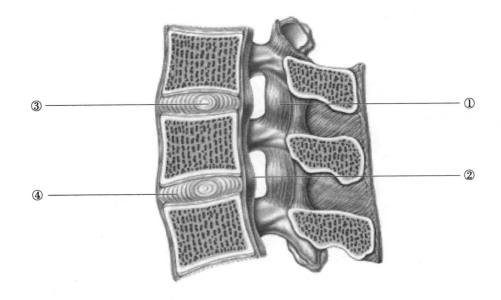

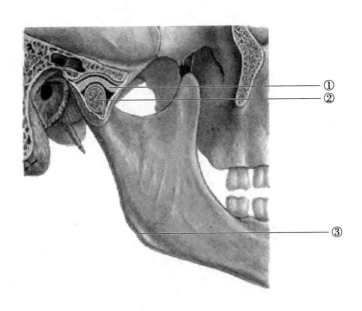

二、**绘图**：脊柱

第二节　四肢骨连结

一、实验目标

1. 掌握肩关节、肘关节、腕关节、拇腕掌关节的构成、结构特点和运动形式。
2. 熟悉前臂骨的连结与运动形式。
3. 了解上肢其他关节的构成和运动。
4. 掌握骨盆的组成、分部，了解其性别差异。
5. 掌握髋关节、膝关节、踝关节的构成、结构特点和运动形式，足弓的构成和功能。
6. 熟悉小腿骨的连结与运动形式。
7. 了解足内、外翻的关节、下肢其他关节的构成和运动。

二、实验教具

1. 整体骨架。
2. 离体四肢骨和骨盆。
3. 瓶装标本和零散湿标本。

（1）胸锁关节：显示其内关节盘。

（2）肩关节：显示关节腔内的结构、关节囊及周围结构如喙肩韧带、喙锁韧带、肩锁关节。

（3）肘关节：显示关节腔内的结构、关节囊及周围韧带如桡侧副韧带、尺侧副韧带和桡骨环状韧带。

（4）腕关节：显示关节腔的结构、关节囊及周围韧带。

（5）骨盆：显示骶髂关节、骶棘韧带、骶结节韧带和髋臼。

（6）髋关节：显示关节腔内股骨头韧带、髋臼唇的结构、关节囊及周围结构如髂股韧带、耻股韧带、坐股韧带。

（7）膝关节的正中矢状面、冠状面、横断面：显示关节腔内的韧带和半月板结构、关节囊及周围结构。

（8）踝关节：显示关节的构成及周围韧带，可见距骨滑车的关节面。

三、实验内容

1. 上肢骨连结 joints of upper limb

胸锁关节 sternoclavicular joint（关节盘 articular disc），喙肩韧带 coracoacromial ligament（图2-9）。

（1）肩关节 shoulder joint：肱骨头 head of humerus，关节盂 glenoid cavity of scapula，肱二头肌长头腱 tendon of long head of biceps brachii，盂唇 glenoid labrum（图2-10，图2-11）。

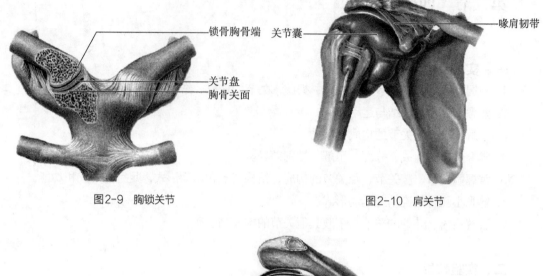

图2-9 胸锁关节

锁骨胸骨端
关节盘
胸骨关面

关节囊
喙肩韧带

图2-10 肩关节

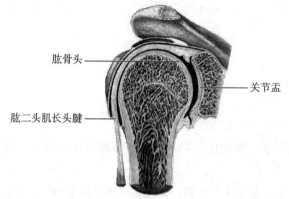

肱骨头
肱二头肌长头腱
关节盂

图2-11 肩关节冠状面

（2）肘关节elbow joint：肱尺关节humeroulnar joint，肱桡关节humeroradial joint，桡尺近侧关节proximal radioulnar joint，桡侧副韧带radial collateral ligament，尺侧副韧带ulnar collateral ligament，桡骨环状韧带annular ligament of radius，前臂骨间膜interosseous membrane of forearm（图2-12~图2-14）。

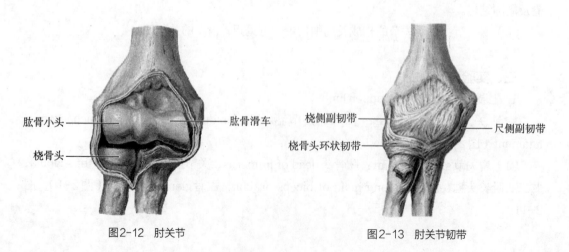

肱骨小头
桡骨头
肱骨滑车

图2-12 肘关节

桡侧副韧带
桡骨头环状韧带
尺侧副韧带

图2-13 肘关节韧带

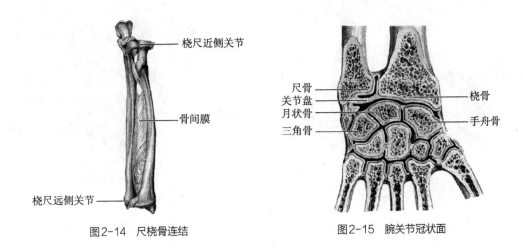

图2-14 尺桡骨连结	图2-15 腕关节冠状面

图2-14 labels: 桡尺近侧关节, 骨间膜, 桡尺远侧关节

图2-15 labels: 尺骨, 关节盘, 月状骨, 三角骨, 桡骨, 手舟骨

（3）桡腕关节radiocarpal joint：桡骨radius，尺骨下端关节盘articular disc below the ulna，手舟骨scaphoid bone，月骨lunate bone，三角骨triquetral bone（图2-15）。

2. 下肢骨的连结joints of lower limb

骶髂关节sacroiliac joint，骶结节韧带sacrotuberous ligament，骶棘韧带sacrospinous ligament，坐骨大孔greater sciatic foramen，坐骨小孔lesser sciatic foramen，耻骨联合pubic symphysis（图2-16，图2-17）。

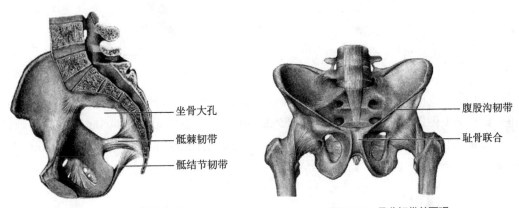

图2-16 labels: 坐骨大孔, 骶棘韧带, 骶结节韧带

图2-17 labels: 腹股沟韧带, 耻骨联合

图2-16 骨盆韧带侧面观	图2-17 骨盆韧带前面观

（1）骨盆bony pelvis：界线terminal line，大骨盆greater pelvis，小骨盆lesser pelvis，骨盆上口pelvic inlet，骨盆下口pelvic outlet，耻骨下角subpubic angle（图2-18）。

（2）髋关节hip joint：髋臼acetabulum，股骨头femoral head，髋臼唇acetabulum labrum，髋臼横韧带transverse acetebular ligament，髂股韧带iliofemoral ligament，股骨头韧带ligament of femoral head，耻股韧带pubofemoral ligament，坐股韧带ischiofemoral ligament（图2-19~图2-21）。

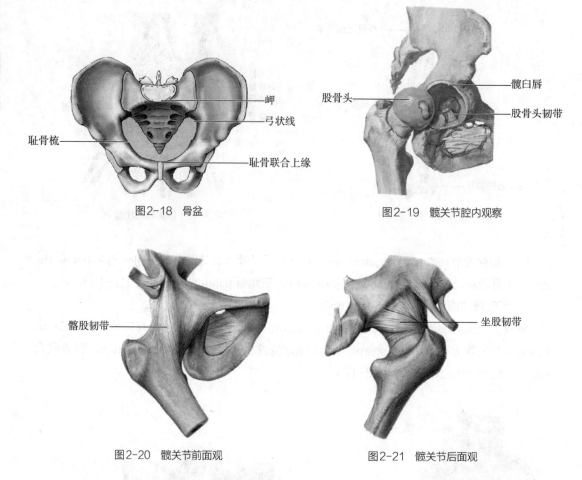

图2-18　骨盆

岬
弓状线
耻骨梳
耻骨联合上缘

图2-19　髋关节腔内观察

股骨头
髋臼唇
股骨头韧带

髂股韧带

图2-20　髋关节前面观

坐股韧带

图2-21　髋关节后面观

（3）膝关节 knee joint：股骨下端 lower end of femur，胫骨上端 upper end of tibia，髌骨 patella（图2-22，图2-23），翼状襞 ala folds，髌韧带 patellar ligament，腓侧副韧带 fibular collateral ligament，胫侧副韧带 tibial collateral ligament，前交叉韧带 anterior cruciate ligament，后交叉韧带 posterior cruciate ligament，腘斜韧带 oblique popliteal

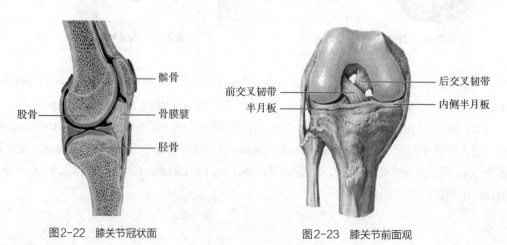

髌骨
股骨
骨膜襞
胫骨

图2-22　膝关节冠状面

前交叉韧带
半月板
后交叉韧带
内侧半月板

图2-23　膝关节前面观

ligament，内侧半月板medial meniscus（C-shaped），外侧半月板lateral meniscus（O-shaped）（图2-24，图2-25）。

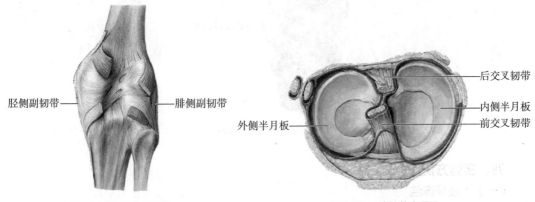

胫侧副韧带————腓侧副韧带

后交叉韧带

外侧半月板————内侧半月板
前交叉韧带

图2-24　膝关节后面观　　　　　　　图2-25　膝关节水平面

（4）踝关节ankle joint：胫骨下端lower ends of tibia，腓骨下端lower ends of fibula，距骨滑车trochlea of talus（图2-26，图2-27），内侧韧带medial ligament（图2-28），外侧韧带lateral ligament（图2-29），距腓前韧带anterior talofibular ligament，跟腓韧带calcaneofibular ligament，距腓后韧带posterior talofibular ligament（图2-30）。

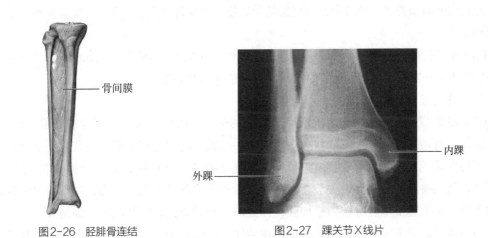

骨间膜

内踝

外踝

图2-26　胫腓骨连结　　　　　　　图2-27　踝关节X线片

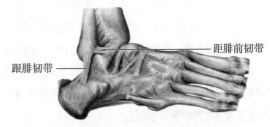

内侧韧带

跟腓韧带————距腓前韧带

图2-28　踝关节内侧面　　　　　　图2-29　踝关节外侧面

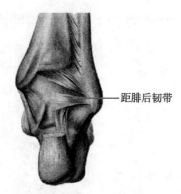

距腓后韧带

图2-30 踝关节后面观

四、实验方法

（一）上肢骨连结

包括上肢带连结和自由上肢骨连结。

1. 上肢带连结

（1）胸锁关节：在一侧作冠状锯切的游离胸前壁标本上，观察胸锁关节的构成及特点。该关节由锁骨的胸骨端与胸骨的锁切迹及第1肋软骨的上面构成，关节囊坚韧，周围可见胸锁前韧带、胸锁后韧带、锁间韧带、肋锁韧带等囊外韧带加强，重点观察囊内的关节盘。

（2）肩锁关节：在肩关节整体标本上，用手摇晃锁骨，可观察由锁骨的肩峰端与肩峰的关节面构成的肩锁关节，关节上方有肩锁韧带加强，下方有喙锁韧带连于喙突，肩锁关节属于微动关节。

（3）喙肩韧带：连于肩胛骨的喙突与肩峰之间，与喙突、肩峰共同构成喙肩弓。在肩关节整体标本上观察喙肩弓与肩关节的关系，理解喙肩弓的作用。

2. 自由上肢骨连结

（1）肩关节：在冠状切标本上观察肩关节的构成，由肱骨头与肩胛骨的关节盂构成，关节盂周缘有盂唇加深关节窝。注意观察关节头与关节窝的比例关系。将肱骨头拉开，查看关节腔内是否有关节盘。观察肩关节囊的肩胛骨端附着于关节盂缘，肱骨端附着于肱骨解剖颈，肱二头肌长头腱穿过关节囊。在关节囊外牵拉肱二头肌长头腱，观察关节囊内的结构改变。关节囊上壁有喙肱韧带加强，并且前壁和后壁也有肌腱加入加强肩关节，囊的下壁最为薄弱，肩关节易向前下方脱位。在活体上演示肩关节的屈伸、收展、旋转及环转等运动。

（2）肘关节：为复合关节，由肱骨下端与尺、桡骨上端构成，包括三个关节。

1）肱尺关节：在矢状切标本上观察肱尺关节的构成，由肱骨滑车和尺骨滑车切迹构成；用力向上推尺骨，观察尺骨的移动方向，理解肘关节向后上脱位。

2）肱桡关节：在打开的肘关节上观察肱桡关节。由肱骨小头和桡骨头的关节凹构成；在桡骨头周缘辨认桡骨环状韧带，用手旋转桡骨，观察桡尺近侧关节的运动，理解为什么小儿容易发生桡骨小头半脱位。

3）桡尺近侧关节：由桡骨环状关节面和尺骨桡切迹构成。在整体标本上观察肘关节的囊外韧带。①桡侧副韧带：由肱骨外上髁向下扩展止于桡骨环状韧带。②尺侧副韧带：由肱骨内上髁向下止于尺骨滑车切迹内侧缘。③桡骨环状韧带：位于桡骨环状关节面周围，两端附于尺骨桡切迹的前、后缘。演示肘关节的运动，解释为什么肘关节只能做屈、伸运动而不能做肱桡关节的三轴运动。

（3）桡尺连结：在整体标本上观察桡尺近侧关节、前臂骨间膜和桡尺远侧关节。前臂骨间膜附于尺、桡骨的骨间缘，用手旋转桡骨，观察桡尺近侧关节和桡尺远侧关节的联合运动，并注意何时前臂骨间膜最紧张及最松弛。

（4）手关节：包括桡腕关节、腕骨间关节、腕掌关节、掌骨间关节、掌指关节和手指间关节。

1）桡腕关节：又称腕关节。在手部冠状切标本上，注意观察关节头和关节窝的形状及构成。关节头为手舟骨、月骨和三角骨的近侧关节面，注意豌豆骨位于三角骨表面，没有参与关节头的组成。关节窝为桡骨的腕关节面和尺骨头下方的关节盘，注意尺骨头没有参与关节窝的构成。在活体上演示腕关节的运动。

2）腕骨间关节：为相邻各腕骨之间构成的关节。

3）腕掌关节：由远侧腕骨与5个掌骨底构成。拇指腕掌关节由大多角骨与第1掌骨底构成，为鞍状关节，在活体上演示拇指腕掌关节的屈伸、收展及环转运动。

4）其他关节：观察腕骨间关节、腕掌关节、掌指关节、指骨间关节的构成及关节面的形态。

（二）下肢骨连结

包括下肢带连结和自由下肢骨连结。

1. 下肢带连结

（1）骶髂关节：由骶骨和髂骨的耳状面构成，在骨架上观察凸凹不平的关节面，理解其作用。关节囊前面和后面分别有骶髂前、后韧带加强，关节后上方有骶髂骨间韧带充填连结，骶髂关节属于微动关节。

（2）在骨盆标本上观察髋骨与脊柱间的韧带连结。

1）髂腰韧带：由第5腰椎横突横行至髂嵴后上部。

2）骶棘韧带、骶结节韧带：在骨盆湿标本上，从骨盆侧面观，呈扇形止于坐骨结节内侧缘的是骶结节韧带；在骶结节韧带内面，呈三角形止于坐骨棘的是骶棘韧带。骶结节韧带、骶棘韧带与坐骨大切迹围成坐骨大孔，骶棘韧带、坐骨小切迹与骶结节韧带围成坐骨小孔。

（3）耻骨联合：在骨盆湿标本上，观察由两侧耻骨联合面借耻骨间盘构成的耻骨联合，注意其上方的耻骨上韧带和下方的耻骨弓状韧带。

（4）耻骨固有韧带：即闭孔膜，封闭闭孔并为盆外肌肉提供附着点。注意膜上部的闭膜管，有血管和神经通过。

（5）骨盆：首先要摆放好骨盆标本的正常姿势。骨盆整体向前倾斜，髂前上棘与耻骨结节处于同一冠状面，耻骨联合上缘与尾骨尖处于同一水平面。

骨盆由左、右髋骨和骶骨、尾骨及其间的骨连结构成。在骨盆内面辨认由骶骨岬向两侧经弓状线、耻骨梳、耻骨结节至耻骨联合上缘构成的界线，此界线将骨盆分为上方的大（假）骨盆与下方的小（真）骨盆。小骨盆下口由尾骨尖、骶结节韧带、坐骨结节、坐骨支、耻骨支和耻骨联合下缘构成。小骨盆上、下口之间即为骨盆腔，注意骨盆腔为一弯曲的管道，演示胎儿的娩出路径，理解测量骨盆上、下口径线在分娩过程中的意义。注意骨盆的性别差异，与男性相比，女性骨盆短而宽，盆腔呈圆桶状，盆腔上口呈椭圆形，下口宽大、骶骨短而宽、弯曲度小，耻骨下角大。

2. 自由下肢骨连结

（1）髋关节：由髋臼和股骨头构成。髋臼周缘附有髋臼唇，以增加髋臼的深度，注意观察关节头与关节窝的比例关系。髋臼切迹被髋臼横韧带封闭，髋臼窝内填充脂肪组织。向外拉股骨头，观察连结股骨头凹和髋臼横韧带的股骨头韧带。髋关节囊向上附着于髋臼周缘及横韧带，向下附着于股骨颈，前面达转子间线，后面包绕骨颈的内侧2/3。髋关节囊周围有韧带加强。在完整的髋关节标本上观察髋关节囊的包被情况，注意关节囊与股骨颈的关系。

1）髂股韧带：起自髂前下棘，向下经囊的前方止于转子间线。

2）股骨头韧带：位于关节内，连结股骨头凹和髋臼横韧带。

3）耻股韧带：由耻骨上支向外下于关节囊前下壁与髂股韧带的深部融合。

4）坐股韧带：起自坐骨体，附于大转子根部。

5）轮匝带：由关节囊的深层纤维围绕股骨颈环形增厚而成。

比较髋关节和肩关节的结构特点，理解为什么肩关节运动灵活但稳定性差，而髋关节运动灵活性差但较肩关节稳定。理解为什么髋关节的股骨颈骨折有囊内骨折和囊外骨折之分。

（2）膝关节：由股骨下端、胫骨上端和髌骨构成。

1）在膝关节整体标本上观察膝关节的囊外韧带：①髌韧带：股四头肌腱中央部的纤维索自髌骨向下止于胫骨粗隆。②腓侧副韧带：起自股骨外上髁，止于腓骨头。③胫侧副韧带：起自股骨内上髁，止于胫骨内侧髁及相邻骨体。④腘斜韧带：起自胫骨内侧髁，止于股骨外上髁。

2）在打开关节囊的膝关节标本上观察以下结构：①膝关节的构成：打开关节囊的前部，查看构成膝关节的股骨下端、胫骨上端和髌骨，注意腓骨没有参与构成膝关节。②膝交叉韧带（囊内韧带）：①前交叉韧带：起自胫骨髁间隆起前方内侧，止于股骨外侧髁的内侧；②后交叉韧带：起自胫骨髁间隆起后方，止于股骨内侧髁的外侧面。分别牵拉前、后交叉韧带，体会其作用。③半月板：垫在股骨内、外侧髁与胫骨内、外侧髁之间，内侧半月板呈"C"形，外侧半月板呈"O"形。观察半月板的形态，半月板外侧缘肥厚，内侧缘锐薄，理解其作用。用手移动胫骨作膝关节屈和伸动作，观察半月板位置的改变，理解膝关节常发生韧带撕裂和半月板破裂的原因。

3）在膝关节的正中矢状切标本上，观察膝关节滑膜襞和滑膜囊的位置及连通，重点观察髌上囊、髌下深囊和滑膜襞。

（3）胫、腓骨连结：在整体下肢骨连结标本上，观察由胫骨的腓关节面与腓骨头构成的胫腓关节、连于胫腓骨干间的小腿骨间膜以及连接两骨下端的胫腓韧带连接。与尺、桡骨的连结对比学习，体会胫腓骨之间的运动。

（4）足关节：包括距小腿（踝）关节、跗骨间关节、跗跖关节、跖骨间关节、跖趾关节和跖骨间关节。

1）距小腿关节：即踝关节，由胫、腓骨下端与距骨滑车构成。在骨架上观察踝关节的构成及其关节面的形态特点。在完整的踝关节标本上观察踝关节的内、外侧韧带，比较其特点，理解为什么外伤时踝关节易向外侧脱位。

2）跗骨间关节：为跗骨间的关节，以距跟关节、距跟舟关节和跟骰关节最为重要。跗骨间重要的韧带有跟舟足底韧带和分歧韧带。

3）跗跖关节：由3块楔骨和骰骨的前端与5块跖骨的底构成。在经足斜切面标本上，重点观察跟骰关节和距跟舟关节，二者呈横位的"S"形，内侧凸向前，外侧凸向后，此两关节联合构成跗横关节。

4）跖骨间关节：由第2~5跖骨底的相邻面构成。

5）跖趾关节：由跖骨头与近节趾骨底构成。

6）趾骨间关节：由各趾相邻的两节趾骨的底与滑车构成。

（5）足弓：跗骨与跖骨借连结形成凸向上的弓，分为外侧纵弓、内侧纵弓和横弓。内侧纵弓由跟骨、距骨、足舟骨、3块楔骨及内侧3块跖骨构成；外侧纵弓由跟骨、骰骨和外侧2块跖骨构成；横弓由骰骨、3块楔骨和跖骨构成。将足骨整体标本放在试验台上，观察第1跖骨头、第5跖骨头和跟骨结节等足弓的三个着地点，理解足弓的生理和病理意义。

五、复习思考题

1. 试述肩关节的特点。

2. 试述肘关节的结构特点。

3. 试述小骨盆上、下口的围成及男女骨盆的主要差别。

4. 试述髋关节的结构特点。

5. 试述膝关节的构成，关节腔内、外主要结构特点及其功能。

（颜　玲）

数字课程学习

👤≡ 复习思考题及答案　　📝 自测题

实 验 报 告

题目： <u>四肢骨连结</u>　　**姓名：** ＿＿＿＿＿＿　　**学号：** ＿＿＿＿＿＿

一、填图： 肩关节、膝关节、髋关节

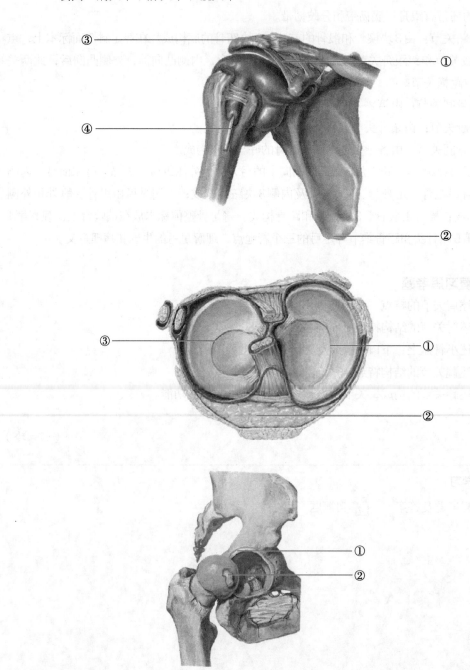

二、**绘图**：肘关节、踝关节、腕关节

分数_____　　教师签名_____　　年　月　日

第三章　肌学

第一节　总论、头肌

一、实验目标

1. 掌握肌的形态和结构。
2. 掌握肌的辅助结构。
3. 掌握枕额肌、眼轮匝肌、口轮匝肌、颊肌、咬肌、颞肌的位置、起止和作用。
4. 熟悉翼内、翼外肌的位置和作用。
5. 了解头肌的分类和组成以及面肌的分布特点。

二、实验教具

1. 显示整尸的肌标本。
2. 全身肌模型。
3. 面肌和咀嚼肌标本、模型。

三、实验内容

1. 面肌 facial muscles

颅顶肌 epicranius，额腹 frontal belly，枕腹 occipital belly，帽状腱膜 galea aponeurotica，眼轮匝肌 orbicularis oculi，颊肌 buccinator，口轮匝肌 orbicularis oris（图3-1，图3-2）。

2. 咀嚼肌 masticatory muscles

咬肌 masseter，颞肌 temporalis，翼内肌 medial pterygoid，翼外肌 lateral pterygoid（图3-3，图3-4）。

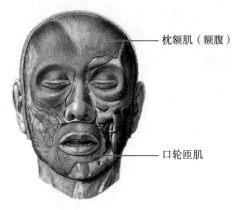

图3-1 头面肌正面观

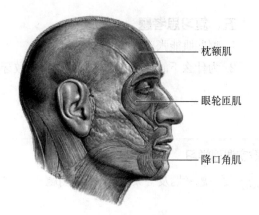

图3-2 头面肌侧面观

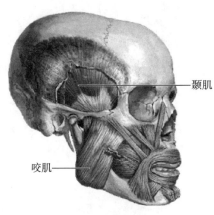

图3-3 咀嚼肌

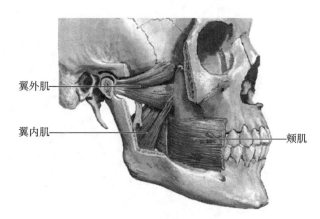

图3-4 翼内、外肌

四、实验方法

1. 头肌　分为面肌和咀嚼肌两部分。

（1）面肌：位于浅筋膜内的孔裂周围，为扁薄的皮肌，多数起自颅骨，止于面部皮肤。呈环行或辐射状，可关闭或开大孔裂，同时牵引皮肤出现喜、怒、哀、乐等面部表情。

1）颅顶肌：包括两块枕额肌，枕额肌的枕腹起自枕骨，中间为帽状腱膜，额腹止于眉部皮肤。

2）眼轮匝肌：位于眼裂周围。

3）口周围肌：包括环形肌和辐射状肌。

（2）咀嚼肌：

1）咬肌：起自颧弓的下缘和内面，止于咬肌粗隆，收缩时拉下颌体向上。

2）颞肌：起自颞窝，止于下颌骨冠突。

3）翼内肌：起自翼窝，止于下颌角内面的翼肌粗隆。

4）翼外肌：起自蝶骨大翼的下面和翼突外侧面，止于下颌颈和颞下颌关节的关节盘等处。

牵拉各肌，体会其在张口和闭口中的作用。

五、复习思考题

1. 哪些肌能张口？哪些肌能闭口？

2. 为什么下颌神经受到刺激时，常导致牙关紧闭？

（李　岩）

数字课程学习

▤ 复习思考题及答案　　✍ 自测题

实 验 报 告

题目： 头肌　　**姓名：**_____　　**学号：**_____

一、填图：面肌

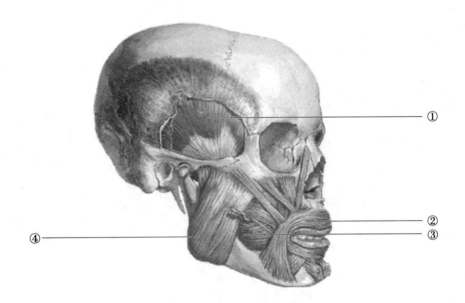

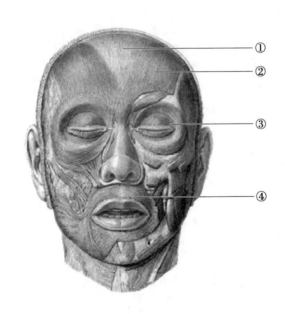

二、**绘图**：咀嚼肌、表情肌

分数_____ 教师签名_____ 年 月 日

第二节　颈肌

一、实验目标

1. 掌握胸锁乳突肌的位置、起止和作用。
2. 掌握斜角肌间隙的组成及通过结构。
3. 了解颈前肌群的分布。

二、实验教具

1. 大体标本和全身肌模型。
2. 显示全身肌肉附着点骨架模型。
3. 显示颈部的瓶装肌肉标本。
4. 显示颈肌的模型。

三、实验内容

颈阔肌platysma（图3-5），胸锁乳突肌sternocleidomastoid muscle（图3-6），斜角肌间隙scalene fissure，第一肋first rib，前、中斜角肌scalenus anterior and medius，臂丛和锁骨下动脉the brachial plexus and the subclavian artery（图3-7）。

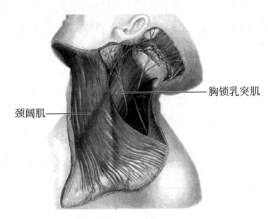

图3-5　颈阔肌

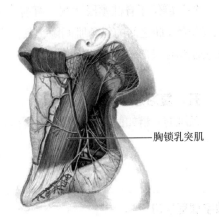

图3-6　胸锁乳突肌

四、实验方法

颈肌按部位分为颈浅肌和颈外侧肌、颈前肌和颈深肌三群。

1. 颈浅肌和颈外侧肌　在颈浅层肌标本上，观察菲薄的颈阔肌和粗大的胸锁乳突肌，重点是胸锁乳突肌。

（1）颈阔肌：起自胸大肌和三角肌表面的深筋膜，止于口角。

（2）胸锁乳突肌：起自胸骨柄前面和锁骨的胸骨端，止于颞骨的乳突。牵拉一侧或同时牵拉两侧的胸锁乳突肌，体会其作用。

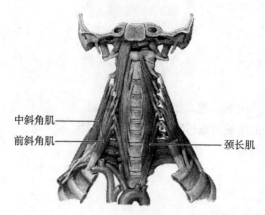

中斜角肌 —
前斜角肌 —
— 颈长肌

图3-7　颈深肌

2. 颈前肌　在颈前肌标本上，观察舌骨上、下肌群。

（1）舌骨上肌群：位于舌骨和下颌骨之间，每侧4块，分别为二腹肌、下颌舌骨肌、茎突舌骨肌和颏舌骨肌。

（2）舌骨下肌群：位于舌骨下方正中线两侧，在喉、气管和甲状腺的前方，每侧4块，分别为胸骨舌骨肌、肩胛舌骨肌、胸骨甲状肌和甲状舌骨肌。

牵拉各肌，体会其作用。

3. 颈深肌　在颈深肌标本上，观察其分为内侧群和外侧群，重点观察外侧群肌。

外侧群位于脊柱颈段两侧，有前、中、后斜角肌；用镊子在前、中斜角肌间分开，可见二者与第1肋之间的斜角肌间隙，其内有动脉和神经通过。内侧群位于脊柱颈段的前方，有头长肌和颈长肌等，合称椎前肌。

五、复习思考题

颈肌的分群如何？各肌群包括哪些颈肌？

（李　岩）

数字课程学习

👤☰ 复习思考题及答案　　✍ 自测题

实 验 报 告

题目： 颈肌　　**姓名：**_____　　**学号：**_____

一、填图：颈部外侧肌

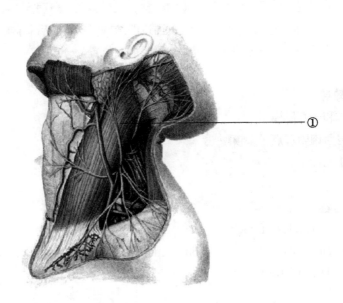

—————①

二、绘图：斜角肌间隙

分数_____　　教师签名_____　　年　月　日

第三节　躯干肌

一、实验目标

1. 掌握斜方肌、背阔肌、竖脊肌、胸大肌、胸小肌、前锯肌、肋间内肌、肋间外肌的位置、起止和作用。掌握腹直肌、腹外斜肌、腹内斜肌和腹横肌的位置、纤维方向和作用。

2. 掌握膈肌的位置、外形、结构特点（中心腱、三个裂孔、薄弱区）和功能。

3. 熟悉腹直肌鞘的组成，腹股沟管位置及通过的结构，了解腹后肌群的名称、位置。

4. 了解躯干肌的分布和分层概况，腹前外侧肌群的位置及分层。

二、实验教具

1. 大体标本和全身肌模型。

2. 显示全身肌肉附着点骨架模型。

3. 显示膈肌的标本。

三、实验内容

1. 背肌 major muscles of back

斜方肌 trapezius（图3-8），背阔肌 latissimus dorsi，胸腰筋膜 thoracolumbar fascia，竖脊肌 erector spinae（图3-9）。

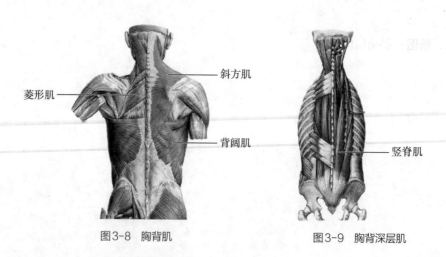

菱形肌

斜方肌

背阔肌

竖脊肌

图3-8　胸背肌　　　　　　　　图3-9　胸背深层肌

2. 胸肌 muscles of thorax

胸大肌 pectoralis major（图3-10），胸小肌 pectoralis minor（图3-10，图3-11），前锯肌 serratus anterior，肋间外肌 intercostales externi，肋间内肌 intercostales interni（图3-12）。

3. 膈 diaphragm

中心腱 central tendon，肌性部 muscular part，主动脉裂孔 aortic hiatus，食管裂孔

esophageal hiatus，腔静脉孔 vena cava foramen（图3-13）。

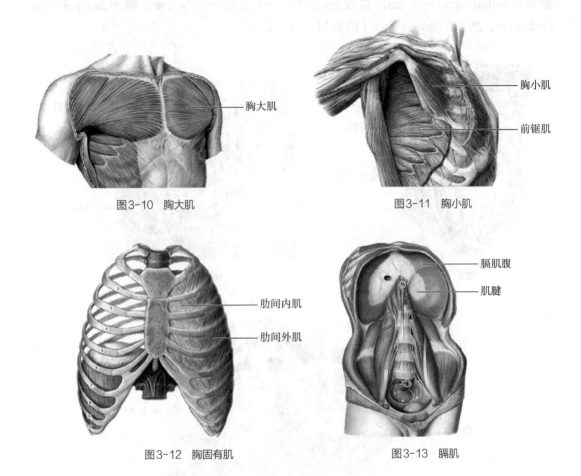

图3-10　胸大肌

图3-11　胸小肌

图3-12　胸固有肌

图3-13　膈肌

4. 腹肌 muscles of abdomen

腹外斜肌 obliquus externus abdominis（图3-14），腹内斜肌 obliquus internus abdominis，腹横肌 transversus abdominis，腹直肌 rectus abdominis（图3-15，图3-16），腹

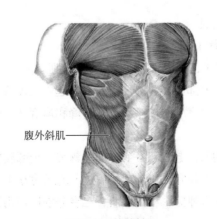

图3-14　腹外斜肌

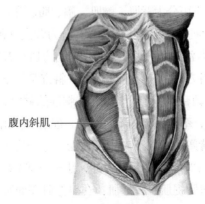

图3-15　腹内斜肌

股沟韧带inguinal ligament，腹股沟管浅环superficial inguinal ring，提睾肌cremaster，腱划tendinous intersections，白线linea alba，弓状线arcuate line，腰方肌quadratus lumborum，腰大肌psoas major（图3-17，图3-18）。

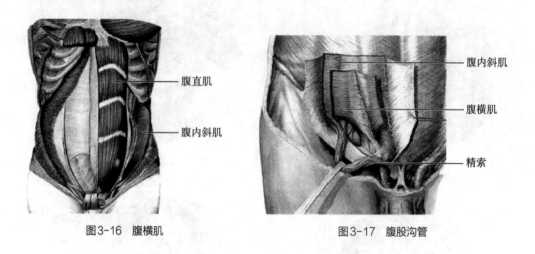

图3-16　腹横肌　　　　　　　　　　　　图3-17　腹股沟管

图3-18　胸腹筋膜

四、实验方法

躯干肌可分为背肌、胸肌、膈、腹肌和会阴肌。

1. 背肌　位于躯干的背面，分为背浅肌和背深肌两群。

（1）背浅肌：分两层，浅层有斜方肌和背阔肌，深层有肩胛提肌和菱形肌。

1）斜方肌：在整尸标本上，斜方肌位于背上部浅层，以形态命名。起自上项线、枕外隆凸、项韧带、第7颈椎和全部胸椎的棘突，止于锁骨的外侧1/3、肩峰和肩胛冈。观察该肌的形态，牵拉肌肉的不同部位，理解其作用。

2）背阔肌：位于背下部浅层，为一宽大的肌。起自下6个胸椎的棘突、全部腰椎的棘突、骶正中嵴及髂嵴后部等处，止于小结节嵴。牵拉背阔肌，观察肩关节的运动方向。

3）肩胛提肌、菱形肌：在斜方肌深面观察肩胛提肌和菱形肌，二者分别以作用和形状命名。

（2）背深肌：位于脊柱两侧，分为长肌和短肌。竖脊肌是背部深层肌，纵行于脊柱两侧的沟内，查看其自下向上止于椎骨、肋骨和枕骨处，此肌为背部的强大伸肌。

2. 胸肌　分为胸上肢肌和胸固有肌两群。

（1）胸上肢肌：

1）胸大肌：在整尸标本上，胸大肌位于胸上部浅层。起自锁骨内侧半、胸骨和第1~6肋软骨，止于肱骨大结节嵴。用手牵拉胸大肌，观察其对肩关节的运动。在活体上观察胸大肌的形态。

2）胸小肌：在胸大肌的深面，起自第3~5肋骨，止于肩胛骨喙突。牵拉肌肉，体会其作用。

3）前锯肌：位于胸廓侧壁，以数个肌齿起自上8个或9个肋骨，肌束经肩胛骨前方，止于肩胛骨内侧缘和下角。牵拉前锯肌，观察肩胛骨的运动。

（2）胸固有肌：在游离肋间隙标本上，由浅入深观察肋间外肌、肋间内肌和肋间最内肌。

1）肋间外肌：在肋间隙标本上最浅层的为肋间外肌。起自上位肋骨下缘，肌束斜向前下，止于下位肋骨的上缘。注意其前部肌束仅达肋骨与肋软骨结合处，在肋软骨间隙被结缔组织形成的肋间外膜取代。观察肌纤维的方向，理解其作用。

2）肋间内肌：在肋间外肌深面，肌纤维起自下位肋骨上缘，止于上位肋骨下缘，在肋角以内的肋间隙后部移行为肋间内膜。观察肋间内肌的纤维方向由外下斜向内上，理解其收缩时的作用。

3）肋间最内肌：位于肋间隙中份，肋间内肌深面，肌束的方向和作用与肋间内肌相同。在胸前壁内面，还有胸固有肌，即起自胸骨体下部，止于第2~6肋内面的胸横肌。

3. 膈　在整尸标本上观察位于胸腔与腹腔间呈穹窿状的膈，注意查看其起始的三部分以及膈上的3个裂孔。在游离膈标本上仔细辨认其肌部和腱部。周边是肌性部，中心为腱膜称中心腱。肌性部起点有3部分：①胸骨部（剑突后面）；②肋部（下6对肋骨和肋软骨）；③腰部（以左、右膈脚起自上2~3个腰椎），三部分肌束均移行于中心腱。膈肌的三部分起点之间留有三角形、无肌纤维、仅覆盖结缔组织的薄弱区，包括胸肋三角和腰肋三角。在整尸标本上查看膈上的3个裂孔。

（1）主动脉裂孔：在第12胸椎前方，位于左右膈脚与脊柱之间，内有主动脉、胸导管等通过。

（2）食管裂孔：约平第10胸椎高度，食管裂孔位于主动脉裂孔和腔静脉孔之间，有食管、迷走神经等通过。

（3）腔静脉孔：约平第8胸椎高度，位于中心腱内，有下腔静脉通过。

在打开胸腹前壁的标本上，观察膈肌的三部分以及其间的胸肋三角和腰肋三角，理解膈疝形成的解剖学基础。

4. 腹肌　在整尸标本上观察腹肌。按部位分腹前外侧群和腹后群。

（1）腹前外侧群：

1）腹外斜肌：在整尸标本上，腹外斜肌位于腹前外侧壁肌群的浅层。以8个肌齿起自下8个肋骨的外侧面，与前锯肌、背阔肌相交错。后下部肌束止于髂嵴前部，其余肌束向内下移行为腱膜，经腹直肌前面，参与腹直肌鞘的前层，止于白线。髂前上棘与耻骨结节之间的腹外斜肌腱膜返转增厚形成腹股沟韧带。在耻骨结节外上方，分离腹股沟管浅环，观察其内经过的精索（男性）或子宫圆韧带（女性）。

2）腹内斜肌：位于腹外斜肌深面，起自胸腰筋膜、髂嵴及腹股沟韧带外侧1/2，后部肌束上升止于下位3个肋骨，大部分肌束向前上延续为腱膜，在腹直肌外侧缘分为前、后两层，并参与构成腹直肌鞘的前层和后层，最后止于腹白线。

3）腹横肌：位于腹内斜肌深面，起自下6个肋软骨内面、胸腰筋膜、髂嵴及腹股沟韧带的外侧1/3，肌束横行向前延续为腱膜，并越过腹直肌后面参与组成腹直肌鞘后层，止于腹白线。

观察腹内斜肌和腹横肌的下部肌束，辨认其形成的提睾肌及腹股沟镰（联合腱）。

4）腹直肌：切开腹直肌前面的腱膜观察，腹直肌起自耻骨嵴和耻骨联合，止于胸骨剑突和第5~7肋软骨的前面，肌的全长被3~4个腱划分成多个肌腹。对照标本，在活体上观察腹直肌的肌腹。

5）腹直肌鞘：在腹前壁横断标本上，辨认腹直肌及腹直肌鞘的前、后层，腹直肌鞘的前层由腹外斜肌腱膜和腹内斜肌腱膜的前层形成，腹直肌鞘的后层由腹内斜肌腱膜的后层和腹横肌腱膜形成。在打开腹前壁的标本上，翻起腹内、肌鞘前层和腹直肌，观察腹直肌鞘后层在脐以下4~5 cm处的缺损处形成弓状线。

6）白线：在腹前壁横断标本上，观察两侧腹直肌鞘之间的白线。在打开腹前壁的标本上，观察白线的宽度，注意白线上宽下窄，中部有脐环。

（2）腹后群肌：包括腰大肌和腰方肌。

1）腰方肌：位于腹后壁，脊柱两侧。起自嵴后部，止于第12肋和第1~4腰椎横突。

2）腰大肌：在下肢肌部分学习。

五、复习思考题

1. 简述腹股沟管的结构及临床意义。

2. 参与呼吸运动的肌有哪些？

3. 腹直肌鞘是如何形成的？有何特点？

4. 白线是如何形成的？有何临床意义？

（李 岩）

数字课程学习

复习思考题及答案　　自测题

实 验 报 告

题目：<u>躯干肌</u>　　**姓名：**_____　　**学号：**_____

一、填图：胸肌、腹肌

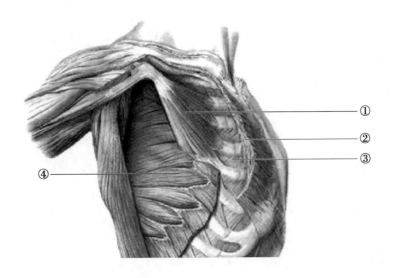

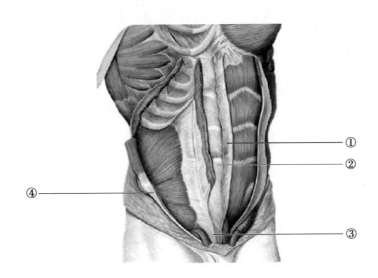

二、**绘图**：腹直肌、肋间肌

第四节 四肢肌

一、实验目标

1. 掌握三角肌、肱二头肌、肱三头肌、肱肌的位置、起止和作用。前臂旋前、旋后主要运动肌。髂腰肌、臀大肌、缝匠肌、股四头肌、股二头肌、半腱肌、半膜肌和小腿三头肌的位置、起止和作用。

2. 熟悉臀中、小肌、梨状肌的位置和作用，股内侧肌群的名称及其作用。

3. 了解前臂肌的分群、分层排列和作用，上肢肌的分部、分群。手肌的分群和各肌的名称、位置及作用。下肢肌的分部、分群。小腿各肌群的位置、名称及作用。上、下肢的局部记载：三边孔、四边孔、腋窝、肘窝、腕管、梨状肌上、下孔、股三角、收肌管、腘窝的位置和构成。

二、实验教具

1. 大体标本和全身肌模型。

2. 显示全身肌肉附着点骨架模型。

3. 显示上肢肌的标本或模型。

4. 显示手肌的标本或模型。

5. 显示下肢肌的标本或模型。

6. 显示髂腰肌的标本或模型。

7. 显示臀肌的标本或模型。

三、实验内容

（一）上肢肌

1. 肩肌 muscles of shoulder

三角肌 deltoid，大圆肌 teres major，小圆肌 teres minor（图3-19），肩胛下肌 subscapularis（图3-20）。

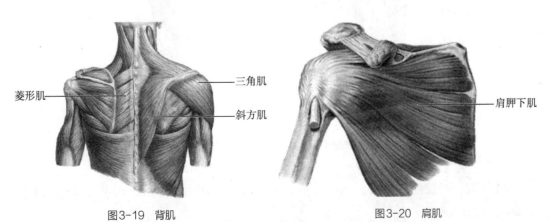

菱形肌　三角肌　斜方肌　肩胛下肌

图3-19　背肌　　　　　图3-20　肩肌

2. 臂肌 muscles of arm

（1）前群：肱二头肌 biceps brachii，喙肱肌 coracobrachialis，肱肌 brachialis（图 3-21，图3-22）。

（2）后群：肱三头肌 triceps brachii，三边孔和四边孔 trilateral and quadrilateral foramina（图3-23）。

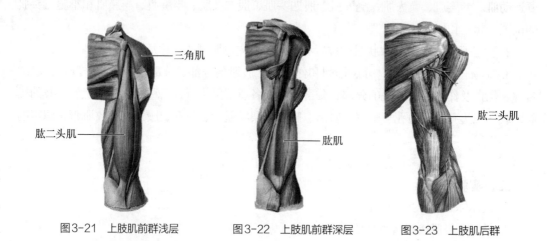

三角肌

肱二头肌

肱肌

肱三头肌

图3-21 上肢肌前群浅层　　　图3-22 上肢肌前群深层　　　图3-23 上肢肌后群

3. 前臂肌 muscles of forearm

（1）前群：

1）浅层：肱桡肌 brachioradialis，旋前圆肌 pronator teres，桡侧腕屈肌 flexor carpi radialis，掌长肌 palmaris longus，尺侧腕屈肌 flexor carpi ulnaris，指浅屈肌 flexor digitorum superficialis（图3-24，图3-25）。

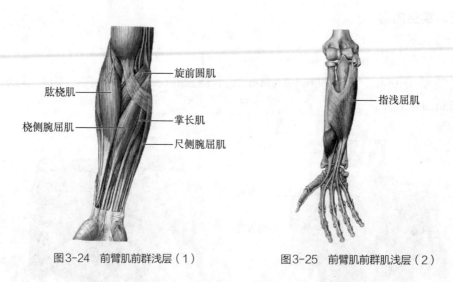

旋前圆肌

肱桡肌

掌长肌

桡侧腕屈肌

尺侧腕屈肌

指浅屈肌

图3-24 前臂肌前群浅层（1）　　　图3-25 前臂肌前群肌浅层（2）

2）中层：指深屈肌 flexor digitorum profundus，拇长屈肌 flexor pollicis longus（图 3-26）。

3）深层：旋前方肌pronator quadrates（图3-27）。

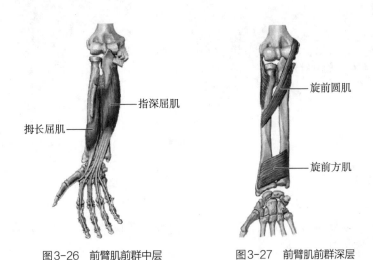

图3-26　前臂肌前群中层　　　　　图3-27　前臂肌前群深层

（2）后群：桡侧腕长伸肌extensor carpi radialis longus，桡侧腕短伸肌extensor carpi radialis brevis，指伸肌extensor digitorum，小指伸肌extensor digiti minimi，尺侧腕伸肌extensor carpi ulnaris（图3-28），旋后肌supinator，拇长展肌abductor pollicis longus，拇短伸肌extensor pollicis brevis，拇长伸肌extensor pollicis longus，示指伸肌extensor indicis（图3-29）。

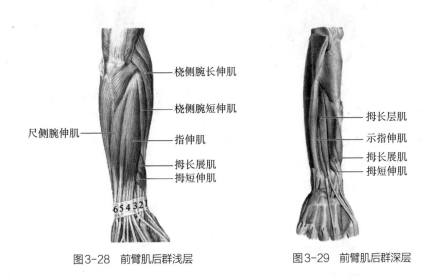

图3-28　前臂肌后群浅层　　　　　图3-29　前臂肌后群深层

4. 手肌muscles of hand

蚓状肌lumbricales，骨间掌侧肌palmar interossei，骨间背侧肌dorsal interossei（图3-30～图3-32）。

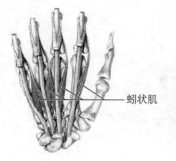
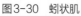

图3-30 蚓状肌

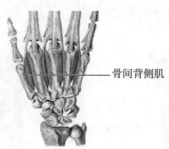

图3-31 骨间背侧肌

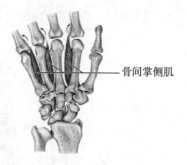

图3-32 骨间掌侧肌

（二）下肢肌

1. 髋肌 muscles of hip

（1）前群：髂腰肌 iliopsoas，髂肌 iliacus，腰大肌 psoas major，阔筋膜张肌 tensor fasciae latae（图3-33，图3-34）。

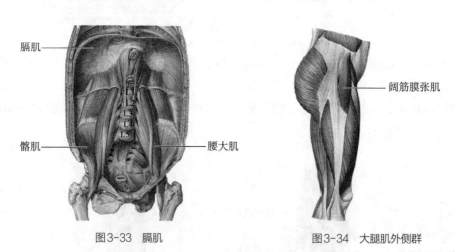

图3-33 膈肌　　　　　　　　　　　图3-34 大腿肌外侧群

（2）后群：臀大肌 gluteus maximus，臀中肌 gluteus medius，臀小肌 gluteus minimus，梨状肌 piriformis（图3-35，图3-36）。

2. 大腿肌 muscles of thigh

（1）前群：缝匠肌 sartorius，股四头肌 quadricep（图3-37，图3-38）。

（2）内侧群：耻骨肌 pectineus，长收肌 adductor longus，短收肌 adductor brevis，大收肌 adductor magnus，股薄肌 gracilis（图3-38）。

（3）后群：股二头肌 biceps femoris，半腱肌 semitendinosus，半膜肌 semimembranosus（图3-39）。

3. 小腿肌 muscles of leg

（1）前群：胫骨前肌 tibialis anterior，踇长伸肌 extensor hallucis longus，趾长伸肌 extensor digitorum longus（图3-40）。

（2）外侧群：腓骨长肌 peroneus longus，腓骨短肌 peroneus brevis（图3-41）。

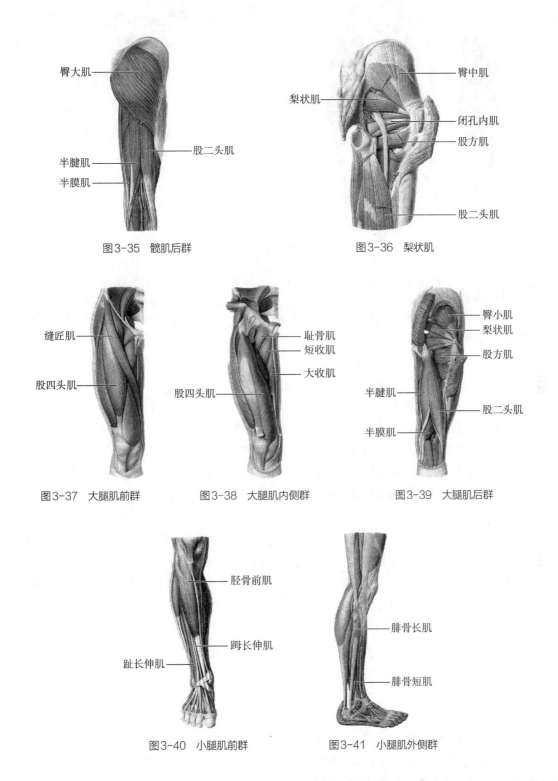

臀大肌

图3-35 髋肌后群

臀中肌
梨状肌
闭孔内肌
股方肌
股二头肌

半腱肌
半膜肌
股二头肌

图3-36 梨状肌

缝匠肌
股四头肌

图3-37 大腿肌前群

耻骨肌
短收肌
大收肌
股四头肌

图3-38 大腿肌内侧群

臀小肌
梨状肌
股方肌
半腱肌
股二头肌
半膜肌

图3-39 大腿肌后群

胫骨前肌
蹈长伸肌
趾长伸肌

图3-40 小腿肌前群

腓骨长肌
腓骨短肌

图3-41 小腿肌外侧群

（3）后群：小腿三头肌 triceps surae，腓肠肌 gastrocnemius，比目鱼肌 soleus，趾长屈肌 flexor digitorum longus，胫骨后肌 tibialis posterior，蹈长屈肌 flexor hallucis longus（图3-42～图3-44）。

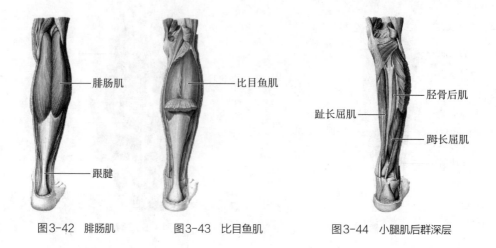

图3-42　腓肠肌　　　　图3-43　比目鱼肌　　　　图3-44　小腿肌后群深层

（腓肠肌、跟腱；比目鱼肌；胫骨后肌、趾长屈肌、姆长屈肌）

四、实验方法

1. 上肢带肌　分布于肩关节周围，均起自上肢带骨，止于肱骨，运动肩关节并加强肩关节的稳固性。

（1）三角肌：在上肢浅层标本上，三角肌包绕肩关节形成圆隆的肩部，起自锁骨外侧段、肩峰和肩胛冈，止于三角肌粗隆。能外展肩关节，前部肌纤维使肩关节前屈和旋内，后部肌纤维使肩关节后伸和旋外；分别牵拉不同部位的肌纤维，观察肩关节的活动，理解三角肌的功能；观察三角肌的形态，理解三角肌瘫痪后肩部的表现。

（2）冈上肌：在冈上窝内辨认，起自冈上窝，跨越肩关节上方，至于肱骨大结节的上部。

（3）冈下肌：在冈下窝内辨认，起自冈下窝，跨越肩关节后方，至于肱骨大结节的中部。

（4）小圆肌：在肩胛骨后下方辨认。起自肩胛骨外侧缘背面，跨越肩关节后方，止于肱骨大结节下部的是小圆肌。

（5）大圆肌：起自肩胛骨下角的背面，肌束向上外方，跨越肩关节前面，止于肱骨小结节嵴。

（6）肩胛下肌：起自肩胛下窝，跨越肩关节前面，止于肱骨小结节。

分别牵拉冈上肌、冈下肌、大圆肌、小圆肌和肩胛下肌，观察肩关节的活动，理解其功能。

2. 臂肌　分前、后两群。

（1）前群：

1）肱二头肌：在上肢浅层肌标本上，臂前部的肱二头肌位置表浅，肌腹呈梭形，有长、短2个头。长头以腱起于肩胛骨盂上结节，短头起于喙突，两头移行为一个肌腹，向下止于桡骨粗隆。主要作用为屈肘关节并使前臂旋后，还能屈肩关节。

2）喙肱肌：在上肢深层肌标本上观察喙肱肌，位于肱二头肌短头后内方，起自肩胛骨喙突，止于肱骨中部内侧，使肩关节前屈和内收。

3）肱肌：在上肢深层肌标本上观察肱肌，在肱二头肌下半部分的深面，起自肱骨体下部前面，止于尺骨粗隆。作用为屈肘关节。

分别牵拉肱二头肌、喙肱肌和肱肌，观察肘关节的运动，理解其功能。

（2）后群：只有1块肱三头肌。在上肢浅层肌标本上，肱三头肌位于臂后部，起端有3

個頭。長頭以肌腱起于肩胛骨盂下結節，外側頭和內側頭分別起自肱骨後面橈神經溝外上方和內下方的骨面，3個頭在下方愈合移行為肌腹，以一肌腱止于尺骨鷹嘴。作用為伸肘關節，長頭也可使肩關節後伸和內收，牽拉肱三頭肌，觀察肘關節的運動，理解其功能。

3. 前臂肌　位于橈、尺骨的周圍，分前、後兩群。多數為具有細長肌腱的長肌，常以作用命名。

（1）前群：共9塊，分4層排列。

1）第一層（淺層）：在上肢淺層肌標本上，前臂前群的淺層有5塊肌，自橈側向尺側依次為肱橈肌、旋前圓肌、橈側腕屈肌、掌長肌和尺側腕屈肌。

2）第二層：在上肢淺層標本上，將淺層的5塊肌翻起，觀察其深部的指淺屈肌。起自肱骨內上髁、尺骨和橈骨前面，肌束向下移行為4條肌腱，穿過腕管入手掌，分別進入第2~5指的屈肌腱鞘，每一個腱分為二腳，止于中節指骨體兩側。

3）第三層：有2塊。拇長屈肌位于橈側半，起自橈骨前面及前臂骨間膜，止于拇指末節指骨底。指深屈肌位于尺側半，起自尺骨前面及前臂骨間膜，向下分為4條肌腱，經腕管入手掌，止于第2~5指的末節指骨底。

4）第四層：在上肢深層肌標本上觀察旋前方肌。位于橈、尺骨遠端的前面，起自尺骨，止于橈骨。

（2）後群：共10塊，分淺、深兩層排列。

1）淺層：在上肢淺層肌標本上，可觀察到後群淺層肌有5塊。以伸肌總腱起自肱骨外上髁及鄰近的深筋膜，自外側向內側依次為：①橈側腕長伸肌：止于第2掌骨底；②橈側腕短伸肌：止于第3掌骨底；③指伸肌：肌腹向下移行為四條肌腱，經手背，分別到達第2~5指背面形成指背腱膜，止于第2~5指的中節及遠節指骨底；④小指伸肌：止于小指中節和遠節指骨底；⑤尺側腕伸肌：止于第5掌骨底。

2）深層：將淺層肌翻起可見後群肌深層有5塊。①旋後肌：起自肱骨外上髁、尺骨上端，止于橈骨上1/3的前面。以下4塊肌肉均起于橈、尺骨及前臂骨間膜背面，自外側向內側為：②拇長展肌：止于第1掌骨底；③拇短伸肌：止于拇指近節指骨底；④拇長伸肌：止于拇指遠節指骨底；⑤示指伸肌：止于示指的指背腱膜。

前臂肌多數為具有細長肌腱的長肌，常以作用命名。觀察時可根據肌纖維走行和牽拉其止點加以辨認，也可通過牽拉肌腱觀察手指運動的方法加以區別。

4. 手肌　位于手的掌側，按部位分三群。

（1）外側群：在手掌拇指側形成的肌隆起稱魚際，有4塊，分淺、深兩層。淺層外側為拇短展肌、內側為拇短屈肌；深層外側為拇對掌肌、內側為拇收肌。

（2）內側群：在手掌小指側形成的肌隆起稱小魚際。有3塊，分淺、深兩層排列。淺層外側為小指短屈肌、內側為小指展肌，小指對掌肌位于二者深面。

（3）中間群：位于掌心，包括4塊蚓狀肌和7塊骨間肌。

1）蚓狀肌：起自指深屈肌腱橈側，經掌指關節橈側，分別止于第2~5指背面，止于指背腱膜。

2）骨間掌側肌：3塊。

3）骨间背侧肌：4块。

5. 髋肌 根据部位和作用，分前、后两群。

（1）前群：

1）髂腰肌：包括髂肌和腰大肌，在整尸上观察。髂肌起自髂窝，腰大肌起自腰椎体侧面和横突。在腹股沟韧带深面观察到两肌汇合后，止于股骨小转子。牵拉此肌，观察髋关节的运动，理解其功能。

2）阔筋膜张肌：起自髂前上棘，止于胫骨外侧髁。

（2）后群：位于臀部，有7块。

1）臀大肌：在下肢游离标本上，臀大肌位置表浅，形成圆隆的臀部。起自髂骨翼外面及骶骨背面，止于髂胫束和臀肌粗隆。观察其对髋关节的运动，理解其功能。

2）臀中肌：在臀大肌深面可观察到臀中肌，起自髂骨翼外面，止于股骨大转子前面。

3）臀小肌：翻开臀中肌，观察其深面的臀小肌，起自髂骨翼外面，止于股骨大转子前面。

4）梨状肌：在臀大肌深面，起自盆内骶骨前面，经坐骨大孔出盆腔，止于股骨大转子。观察梨状肌与坐骨大孔的关系，辨认梨状肌上、下孔，观察在这两个孔中经过的血管和神经。

5）闭孔内肌：起自闭孔膜内面及其周围骨面，止于转子窝。

6）股方肌：起自坐骨结节，止于转子间嵴。

7）闭孔外肌：起自闭孔膜外面及其周围骨面，止于转子窝。

6. 大腿肌 分前群、后群和内侧群。

（1）前群：有2块。

1）缝匠肌：起自髂前上棘，止于胫骨上端内侧面。牵拉缝匠肌，观察髋关节和膝关节的运动，理解其作用。

2）股四头肌：在下肢游离标本上，股四头肌位于股前部，粗大，较表浅。是全身最大的肌，有四个头。股直肌：起自髂前下棘；股内侧肌：起自股骨粗线内侧唇；股外侧肌：起自股骨粗线外侧唇；股中间肌：在股直肌深面，起自股骨体前面。四个头向下形成一个肌腱，包绕髌骨向下续为髌韧带止于胫骨粗隆。牵拉股四头肌，观察膝关节的运动（膝关节强有力的伸肌）。

（2）后群：有3块。

1）股二头肌：有长、短两个头，长头起自坐骨结节、短头起自股骨粗线，两头汇合，以长腱止于腓骨小头。

2）半腱肌：起自坐骨结节，向下以细长的肌腱止于胫骨上端内侧。

3）半膜肌：起自坐骨结节，向下止于胫骨内侧髁后面。

分别牵拉各肌，观察髋关节和膝关节的运动，理解其作用，注意半腱肌下部肌腱和半膜肌上部腱膜的长度，理解其命名的原则。

（3）内侧群：共5块，包括耻骨肌、长收肌、股薄肌、短收肌和大收肌。均起自闭孔周围的耻骨支、坐骨支和坐骨结节等骨面，除股薄肌止于股骨上端内侧以外，其余各肌都止于股骨粗线。查看大收肌腱板与股骨之间的收肌腱裂孔。牵拉内侧群各肌，均可内收髋关节。

7. 小腿肌 分前群、后群和外侧群。

（1）前群：有3块。在下肢游离标本上，观察小腿前内侧面，该面由外侧向内侧是胫骨前肌和趾长伸肌，二者之间的深方为足母长伸肌，也可牵拉肌腱通过足趾的运动来辨认趾长伸肌与足母长伸肌。

1）胫骨前肌：起自胫骨外侧面，向下移行为肌腱，经踝关节前方，止于内侧楔骨内侧面及第1跖骨底。可使踝关节背屈、足内翻。

2）趾长伸肌：起自腓骨前面、胫骨上端和小腿骨间膜，向下经踝关节前方至足背分为四条肌腱到第2～5趾背，形成趾背腱膜，止于中节、远节趾骨底。另外，此肌分出一肌腱，止于第5跖骨底，称第3腓骨肌。

3）母长伸肌：起自腓骨内侧面下2/3和骨间膜，止于母趾远节趾骨底。

（2）外侧群肌：有2块，腓骨长肌和腓骨短肌。腓骨短肌位置较深，被腓骨长肌所掩盖，腓骨长、短肌均经外踝后方至足底。牵拉腓骨长、短肌，观察踝关节运动（跖屈），同时重点观察足外翻情况。

（3）后群：分浅、深两层。

1）浅层：有1块，为小腿三头肌，有腓肠肌内、外侧头和比目鱼肌3个头。腓肠肌内、外侧头分别起自股骨内、外侧髁的后面，比目鱼肌起自腓骨后面的上部和胫骨的比目鱼肌线，三肌的肌腱向下合成粗大的跟腱，止于跟骨。牵拉跟腱观察其作用。

2）深层：有4块。腘肌起自股骨外侧髁的外侧份，止于胫骨比目鱼肌线以上的骨面。趾长屈肌起自胫骨后面，细长肌腱经内踝后方至足底，分为4条肌腱，止于第2～5趾的远节趾骨底。母长屈肌起自腓骨后面，长腱经内踝后方至足底，止于母趾远节趾骨底。胫骨后肌起自胫骨、腓骨和小腿骨间膜的后面，肌腱经内踝后方至足底，止于舟骨粗隆及内侧、中间和外侧楔骨。

8. 足肌　主要位于足底，像手肌一样也分三群，但其中间群有较大的趾短屈肌和足底方肌。维持足横弓的肌主要有足底方肌、母展肌、小趾展肌、趾长屈肌和母长屈肌；维持足纵弓的肌主要有胫骨前肌、胫骨后肌、腓骨长肌和腓骨短肌。

五、复习思考题

1. 简述前臂肌前群浅层的骨骼肌由桡侧向尺侧的排列顺序。

2. 运动肩胛骨的肌包括哪些？它们各做什么运动？

3. 股四头肌损伤以后能够上楼吗？说出原因。

4. 膝关节运动的肌包括哪些？

5. 某患者损伤支配小腿肌的神经，表现为左脚跖屈并轻微内翻，小腿的哪些肌瘫痪会导致此症状？

（李　岩）

数字课程学习

👤 复习思考题及答案　　📝 自测题

实 验 报 告

题目：四肢肌　　**姓名：**＿＿＿＿＿＿　　**学号：**＿＿＿＿＿＿

一、填图：上臂前群肌、大腿前群肌

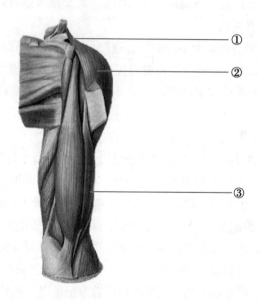

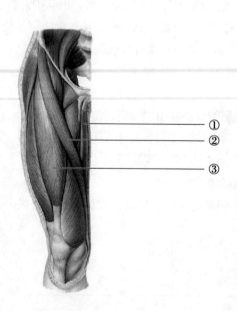

二、**绘图**：前臂前群浅层、小腿后群浅层肌

分数_____　　教师签名_____　　年　月　日

第四章 消化系统

一、实验目标

1. 熟悉内脏的概念，了解中空性器官和实质性器官的一般形态与构造，掌握胸腹部标志线和腹部分区。

2. 掌握消化系统的组成、功能，消化管的连接关系及上、下消化道的概念。口腔的境界、分部，咽峡的构成。牙的形态、构造、排列命名。舌的形态和黏膜特征及颏舌肌的作用。口腔周围大唾液腺的位置及其导管开口部位。咽的位置、分部、各部结构和交通及咽淋巴环的概念。食管的位置、分部、生理性狭窄及距切牙的距离。胃的位置、形态、分部。十二指肠的形态、位置、分部，十二指肠大乳头的位置和十二指肠悬韧带的位置及临床意义。大肠的分部及结构特点，盲肠和阑尾的位置及阑尾根部的体表投影，结肠分部及各部位置，直肠肛管的位置、形态和黏膜构造特点。肝的位置、形态、分叶，肝外胆道的组成及胆汁的排出途径。

3. 熟悉唇、颊、腭的结构特点。牙周组织。胃的毗邻。空回肠的位置、形态特征。胆囊的位置、形态、功能及胆囊底的体表投影。胰的形态、位置、分布及胰液的排出途径。

4. 了解咽壁的构造。小肠的分部。胃壁的构造。肝的主要功能、体表投影和肝段的概念。

二、实验教具

1. 整尸（头颈正中矢状切、胸前壁打开去肺、腹腔打开）。

2. 头颈正中矢状切。

3. 离体舌。

4. 三大唾液腺及导管。

5. 上、下颌牙。

6. 离体胃。

7. 离体胰十二指肠（示十二指肠大乳头和胰管）。

8. 空回肠纵切（示黏膜皱襞和集合淋巴滤泡）。

9. 结肠（示结肠带、结肠袋、肠脂垂）。

10. 回盲部（示回盲瓣）。

11. 直肠肛管纵切（示内面结构）。

12. 男女盆腔正中矢状切（示直肠、肛管的位置及弯曲）。

13. 离体肝（示肝的形态和出入肝门的结构）。

三、实验内容

（一）消化管

1. 口腔 oral cavity

腭垂 uvula，腭舌弓 palatoglossal arch，腭咽弓 palatopharyngeal arch，咽峡 isthmus of fauces（图4-1）。

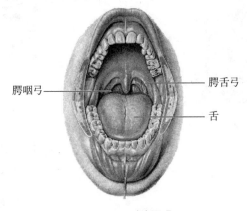

腭咽弓

腭舌弓

舌

图4-1　口腔内面观

2. 舌 tongue

界沟 terminal sulcus，舌体 body of tongue，舌尖 apex of tongue，舌根 root of tongue，丝状乳头 filiform papillae，菌状乳头 fungiform papillae，叶状乳头 foliate papillae，轮廓乳头 vallate papillae，舌扁桃体 lingual tonsil（图4-2），舌系带 frenulum of tongue，舌下阜 sublingual caruncle，舌下襞 sublingual fold（图4-3），颏舌肌 genioglossus muscle

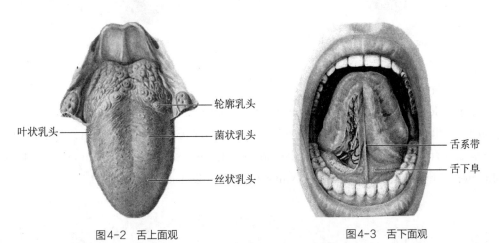

叶状乳头

轮廓乳头

菌状乳头

丝状乳头

舌系带

舌下阜

图4-2　舌上面观　　　　　　　图4-3　舌下面观

（图4-4）。

3. 咽pharynx

咽鼓管咽口pharyngeal opening of auditory tube，咽鼓管圆枕tubal torus，咽隐窝pharyngeal recess，腭扁桃体palatine tonsil（图4-5），梨状隐窝piriform recess（图4-6）。

4. 食管esophagus

三处狭窄three constrictions（图4-7）。

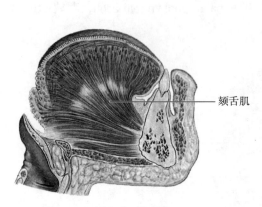

图4-4 舌内肌

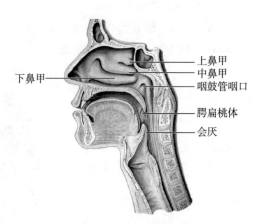

图4-5 头颈部正中矢状面

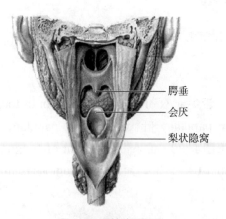

图4-6 咽前壁后面观

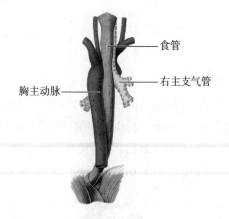

图4-7 食管

5. 胃stomach

胃小弯lesser curvature，角切迹angular incisure，胃大弯greater curvature，贲门cardia，幽门pylorus，贲门部cardiac part，胃底fundus of stomach，胃体body of stomach，幽门部pyloric part，幽门窦pyloric antrum，幽门管pyloric canal，幽门括约肌sphincter of pylorus，幽门瓣pyloric valve（图4-8，图4-9）。

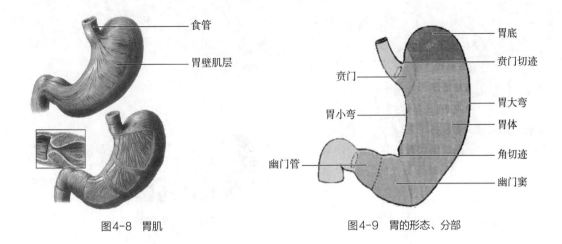

图4-8 胃肌

图4-9 胃的形态、分部

6. 十二指肠duodenum

上部superior part，十二指肠球duodenal cap，降部descending part，水平部horizontal part，升部ascending part，十二指肠空肠曲duodenojejunal flexure，十二指肠大乳头major duodenal papilla（图4-10），十二指肠悬肌（Treitz lig）suspensory muscle of duodenum（图4-11）。

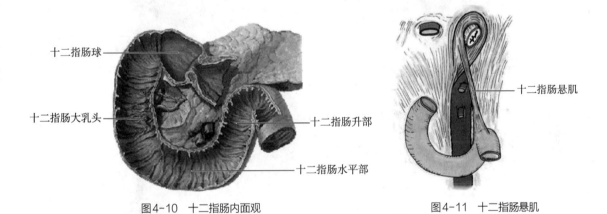

图4-10　十二指肠内面观

图4-11　十二指肠悬肌

7. 空肠jejunum、回肠ileum（图4-12）

8. 大肠large intestine

结肠带colic bands，结肠袋haustra of colon，肠脂垂epiploic appendices（图4-13）。

（1）结肠colon：升结肠ascending colon，结肠右曲right colic flexure，横结肠transverse colon，结肠左曲left colic flexure，降结肠descending colon，乙状结肠sigmoid colon（图4-14）。

（2）盲肠cecum：回盲瓣ileocecal valve（图4-15）。

（3）阑尾vermiform appendix（图4-14，图4-15）。

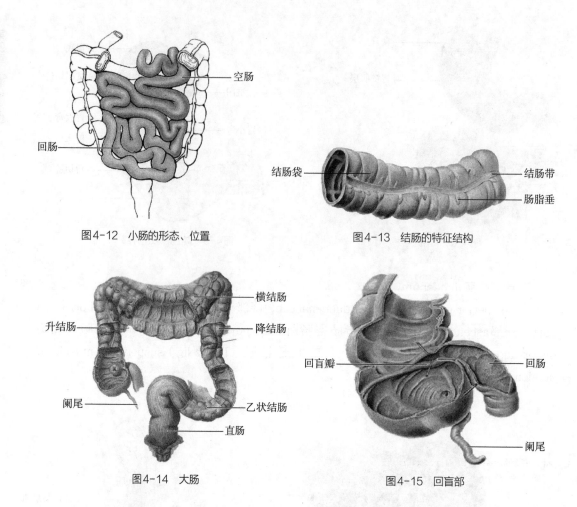

图4-12 小肠的形态、位置

图4-13 结肠的特征结构

图4-14 大肠

图4-15 回盲部

（4）直肠rectum：直肠壶腹ampulla of rectum，直肠横襞transverse folds of rectum（图4-16，图4-17）。

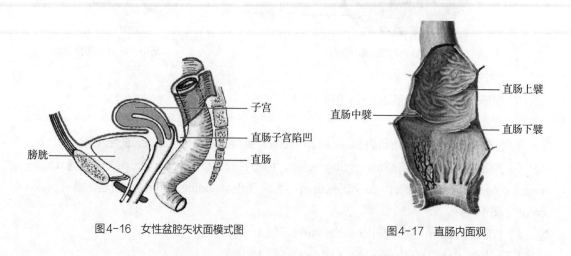

图4-16 女性盆腔矢状面模式图

图4-17 直肠内面观

（5）肛管anal canal：肛柱anal columns，肛瓣anal valves，肛窦anal sinuses，齿状线

dentate line（图4-18）。

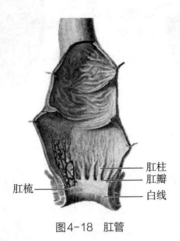

肛梳
肛柱
肛瓣
白线

图4-18 肛管

（二）消化腺

1. 唾液腺

腮腺parotid gland，下颌下腺submandibular gland，舌下腺sublingual gland（图4-19）。

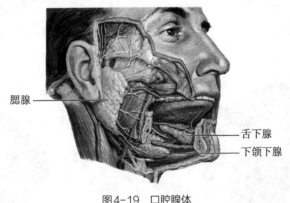

腮腺

舌下腺
下颌下腺

图4-19 口腔腺体

2. 肝liver

镰状韧带falciform lig. of liver，肝门porta hepatis，静脉韧带venous ligament，肝圆韧带teres ligament of liver，下腔静脉inferior vena cava（图4-20，图4-21）。

3. 胰pancreas

胰管pancreatic duct，胰头head of pancreas，胰体body of pancreas，胰尾tail of pancreas（图4-22，图4-23）。

4. 肝外胆道

胆囊底fundus of gallbladder，胆囊体body of gallbladder，胆囊颈neck of gallbladder，胆囊管cystic duct，肝左、右管left and right hepatic ducts，肝总管common hepatic duct，胆总管common bile duct，肝胰壶腹hepatopancreatic ampulla（图4-24，图4-25）。

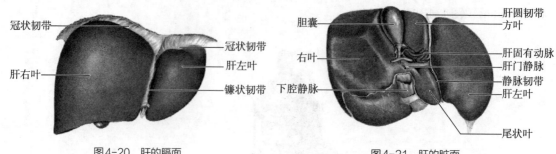

图4-20 肝的膈面

图4-21 肝的脏面

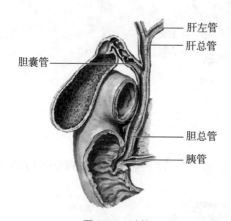

图4-22 胰管

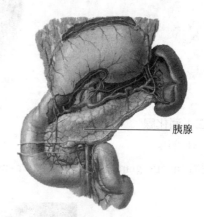

图4-23 胰腺

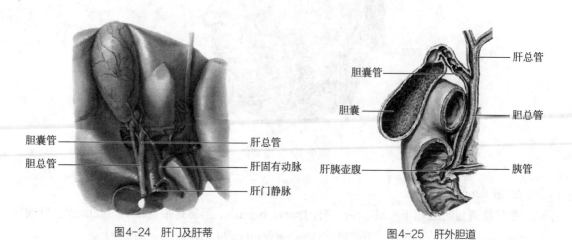

图4-24 肝门及肝蒂

图4-25 肝外胆道

四、实验方法

首先在切开胸、腹前壁的整体标本上观察口腔、咽、食管、胃、小肠（十二指肠、空肠、回肠）、大肠（盲肠、阑尾、结肠、直肠、肛管）的位置及组成，理解各部分的功能。

1. 口腔 在头颈正中矢状切及前面观标本上观察口腔各壁的构成及口腔前庭和固有口腔的分界。

（1）对照活体观察：口唇结构（唇红、人中、口角、鼻唇沟、上唇系带、下唇系带）、颊及颊黏膜，注意颊黏膜上的腮腺管乳头。

（2）观察口腔与鼻腔之间的腭：分为前2/3的硬腭和后1/3的软腭。硬腭主要为骨腭（由上颌骨的腭突和腭骨水平板构成）覆以黏膜形成，软腭是由肌、肌腱和黏膜等软组织构成。软腭后部游离部分为腭帆，腭帆后缘中央向后下方的突起是腭垂，自腭帆向两侧延伸形成两条弓形皱襞，即前方的腭舌弓和后方的腭咽弓，二者之间的隐窝是扁桃体窝，内有腭扁桃体。在活体上张口做"啊"的动作，观察口腔后部的较狭窄通道即咽峡，由腭垂、两侧的腭帆游离缘、腭舌弓和舌根围成。

（3）对照活体在游离的牙标本上观察：乳牙与恒牙的数量、分类及排列，牙式表示方法，理解牙的形态与功能的关系。结合牙的构造模型观察其形态（牙冠、牙颈、牙根）、构造（牙釉质、牙本质、牙髓、牙骨质）及牙周组织（牙龈、牙槽骨、牙周膜）。

（4）对照活体在头颈部前面观及舌标本上观察：舌的形态、分部（舌尖、舌体、舌根）及舌体背面的黏膜，注意黏膜上的丝状乳头、菌状乳头、叶状乳头、轮廓乳头和舌扁桃体。将舌尖翘起，观察居舌下正中的舌系带及两侧的舌下阜和舌下襞。观察舌内肌和舌外肌，重点观察颏舌肌的形态、起止及位置。

（5）在头颈部前面观及正中矢状切标本上观察：腮腺、下颌下腺及舌下腺的形态、位置、分部及其导管的开口部位。位于外耳道前下方的腮腺，形状不规则，分浅、深两部，浅部前缘发出腮腺导管，横过咬肌表面，在咬肌前缘穿过颊肌，开口于腮腺管乳头。位于下颌下三角内的下颌下腺，呈扁椭圆形，其导管从深面发出，开口于舌下阜。位于口底舌下襞深面的为舌下腺，开口于舌下阜和舌下襞。

2. 咽 在头颈正中矢状切标本和切开的咽后面观标本上观察，咽是一条上宽下窄、前后略扁的肌性管道，辨认其上起自颅底，下至第6颈椎体下缘与食管相连。辨认软腭游离缘和会厌上缘，以此两结构为界，咽可分为鼻咽、口咽和喉咽。在鼻咽侧壁上探查位于下鼻甲后方约1 cm处的咽鼓管咽口，其前、上、后方的弧形隆起为咽鼓管圆枕，其与咽后壁之间的纵行深窝为咽隐窝。寻找咽淋巴环（咽鼓管咽口附近的咽鼓管扁桃体，鼻咽上壁后部内的咽扁桃体，口咽扁桃体窝内的腭扁桃体，舌根处的舌扁桃体、围绕在口咽和鼻咽周围呈环形分布），理解咽淋巴环的作用。寻找舌根后部矢状位的舌会厌正中襞和其两侧的会厌谷，寻找喉口两侧的梨状隐窝，会厌谷与梨状隐窝为异物易停留处，观察梨状隐窝与甲状软骨的关系；探查咽的6个交通，鼻后孔通鼻腔、咽峡通口腔，喉口通喉腔，两侧经咽鼓管咽口通鼓室，向下与食管延续。

3. 食管 在切开胸、腹前壁的整体标本上观察食管的位置、走行、分部及狭窄部位，注意在气管与脊柱间、主动脉弓和左主支气管及左心房后方寻找；观察颈部、胸部和腹部等三部分，分别在距上颌中切牙15 cm、25 cm及40 cm处观察食管的三个狭窄部位及其与左主支气管和膈的位置关系。

4. 胃 在切开胸、腹前壁的整体标本及胃的游离标本上观察，胃主要位于左季肋区和腹上区，摆好位置后首先确定胃的类型，然后观察胃的形态和分部（贲门部、胃底、胃体、幽门部），注意分辨前壁和后壁、胃大弯和胃小弯、贲门和幽门、贲门切迹和角切迹。在胃大弯远侧寻找中间沟，以此沟为界将幽门部分为幽门窦和幽门管。在剖开的胃标本上，观察胃黏膜，注意黏膜皱襞的走行规律；观察幽门括约肌及其黏膜向内形成环状的幽门瓣。在模型上观察胃的肌层，注意各层肌纤维的走行。

5. 小肠 在切开胸、腹前壁的整体标本及小肠的游离标本上观察小肠的位置、分部（十二指肠、空肠和回肠）、毗邻及特点。十二指肠位置较深，位于幽门和空肠之间，其行程呈 "C" 形弯曲，包绕胰头，可分为上部、降部、水平部和升部四部。在十二指肠上部查看肠壁薄、管径大的十二指肠球部；切开降部观察其后内侧壁的十二指肠纵襞、十二指肠大乳头及十二指肠小乳头；观察上部与降部转折形成的十二指肠上曲、降部与水平部转折形成的十二指肠下曲及十二指肠与空肠转折形成的十二指肠空肠曲。拉动十二指肠空肠曲，辨认自膈右脚连于十二指肠升部的十二指肠悬韧带（又称Treitz韧带），为手术中确认空肠起始的重要标志。根据位置、肠系膜内血管弓的级数、管壁的厚薄等鉴别空肠和回肠。空肠位于左上腹，回肠居右下腹；空肠管径较粗，管壁较厚，回肠管径较细，管壁较薄；提起肠系膜查看系膜根部，观察肠系膜内血管弓的多少，1~2级弓的肠管是空肠，3~4级弓的是回肠，因而空肠呈粉红色，回肠呈粉灰色。在切开的游离标本上，空肠的黏膜皱襞高而密，对光观察时有许多散在的芝麻大小不透光的结节即孤立淋巴滤泡，回肠的黏膜低而疏且有成片的椭圆形不透光区即集合淋巴滤泡。思考肠伤寒时为什么常引起回肠穿孔。

6. 大肠 在切开胸、腹前壁的整体标本及游离的大肠标本和模型上观察大肠的位置、分部（盲肠、阑尾、结肠、直肠和肛管）、毗邻及特点。在盲肠和结肠上辨认其三种特征性结构（结肠带、结肠袋和肠脂垂），并与小肠进行比较。在切开的盲肠壁上观察回盲瓣的形态，观察阑尾的位置、类型，用手向下触摸结肠带，观察结肠带与阑尾根部的关系，并体会阑尾的体表投影。观察结肠的分部（升结肠、横结肠、降结肠和乙状结肠），注意横结肠与降结肠转折形成的结肠左曲，升结肠与横结肠转折形成的结肠右曲。在腹盆部正中矢状切标本上观察，骶骨前方的直肠弯曲，骶曲凸向后，尾曲（会阴曲）凸向前。在切开的直肠、肛管标本上观察，直肠壶腹的三个横襞及其位置，测量较为恒定的中横襞与肛门间的距离；肠壁内面纵行的黏膜皱襞即肛柱，其下端借半月形黏膜皱襞相连的肛瓣；肛瓣上方开口向上的肛窦；肛瓣的基底部和肛柱的下端连成环形的齿状线，是肛管黏膜和皮肤的移行区，辨认肛直肠线、齿状线和白线，理解其临床意义。查看肛直肠环的位置及构成（肛门内括约肌、直肠纵行肌、肛门外括约肌的浅部及深部、耻骨直肠肌），理解其生理作用和病理意义。

（1）肝：在肝的标本及模型上观察肝的形态、位置、分叶及其毗邻。肝大部分位于右季肋区和腹上区，呈楔形，分为上下两面、前后左右四缘，重点观察脏面的 "H" 形沟及沟内的结构。上面即膈面，注意其与膈肌的关系。膈面被镰状韧带分为左、右两叶，后部无腹膜覆盖部分称 "裸区"。下面即脏面，与多个内脏器官相邻。脏面被 "H" 形沟分为四叶，即左叶、右叶、方叶和尾状叶。位于脏面中央的横沟处，有肝左管、肝右管，肝固有动脉左、右支和肝门静脉左、右支等出入，称肝门。左纵沟前部为肝圆韧带裂，容纳由脐静脉闭锁而成的肝圆韧带，后部为静脉韧带裂，容纳由静脉导管闭锁而成的静脉韧带；右纵沟前部为胆囊窝，容纳胆囊，后部为腔静脉沟，内有下腔静脉通过。在腔静脉沟上端寻找肝左、中、右静脉出肝注入下腔静脉处，此即第二肝门。肝的前缘薄而锐利，在胆囊窝处，有胆囊切迹；在肝圆韧带通过处，有肝圆韧带切迹，或称脐切迹。肝的后缘钝圆，朝向脊柱；肝的右缘即肝右叶的右缘；肝的左缘即肝左叶的左缘。在肝段模型上，观察按Glisson系统划分的肝的分叶、分段。

（2）肝外胆道：在肝胆胰十二指肠标本及模型上观察，肝外胆道包括胆囊和输胆管道（肝左管、肝右管、肝总管和胆总管）。胆囊位于胆囊窝内，呈长梨形，可分为底、体、颈、管四部分。探查胆囊三角（Calot三角）的构成（胆囊管、肝总管和肝的脏面围成），理解其临床意义。辨认出入肝门的肝左管、肝右管、肝总管、胆囊管以及胆囊管与肝总管汇合成的胆总管。向下方追踪胆总管，可见其经十二指肠降部与胰头之间，斜穿十二指肠降部后内侧壁，与胰管汇合，形成膨大的肝胰壶腹，开口于十二指肠大乳头。观察十二指肠大乳头的位置，理解胆汁的排出途径。

（3）胰：在肝胆胰十二指肠标本及游离胰的标本上观察，狭长的胰位于腹上区和左季肋区，分头、体和尾三部分，观察胰头与十二指肠、肠系膜上血管、胆总管和门静脉等结构的毗邻关系。沿胰的长轴钝性分离后查看胰管和副胰管，导管走行与长轴一致，沿途收纳许多小叶间导管。观察胰管的开口部位（十二指肠大乳头）和副胰管的开口部位（十二指肠小乳头），理解胰内分泌部及外分泌部的功能。

五、复习思考题

1. 简述大唾液腺的组成及其腺管的开口部位。
2. 简述咽淋巴环的组成及功能。
3. 食管有哪几处狭窄？各距上颌中切牙距离如何？
4. 简述胃的形态和分部。
5. 简述肛管的形态结构特点。
6. 简述胆汁的产生及其排出途径。
7. 简述肝外胆道系统的组成。
8. 简述阑尾切除术中如何寻找阑尾。
9. 试述齿状线的构成及意义。
10. 胰头肿大时，可能压迫哪些主要结构？

（秦　毅　李军平）

数字课程学习

👤 复习思考题及答案　　✏ 自测题

实 验 报 告

题目：消化系统   **姓名：**＿＿＿＿＿＿   **学号：**＿＿＿＿＿＿

一、填图：咽、十二指肠、肝

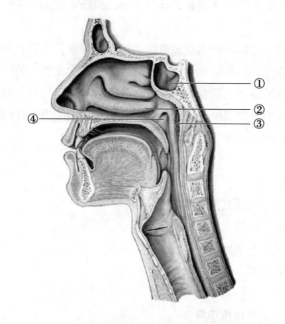

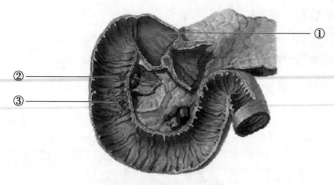

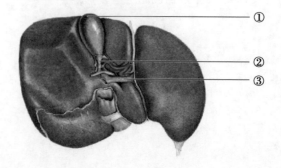

二、绘图：肝外胆道

分数_____　　教师签名_____　　年　月　日

第五章 呼吸系统

一、实验目标

1. 掌握呼吸系统的组成和主要功能，上、下呼吸道的概念。喉的位置，主要喉软骨的名称、体表标志，喉腔的形态和分部，气管的位置和构造特点，左、右主支气管的特点。肺的位置、形态和分叶。胸膜、胸膜腔的概念，胸膜分部和肋膈隐窝的位置。

2. 熟悉纵隔的概念、分部及主要内容。

3. 了解外鼻的形态、结构，鼻腔分部、鼻腔外侧壁结构，鼻旁窦的名称、位置、开口及上颌窦的形态特点，喉连结及喉肌，肺段的概念，肺和胸膜的体表投影。

二、实验教具

（一）标本

1. 整尸（肺的位置、胸膜和纵隔）。

2. 头颈正中矢状切。

3. 鼻旁窦及其开口位置（瓶装标本）。

4. 呼吸系统概观。

5. 喉软骨及其连结。

6. 喉肌。

7. 气管权切开（示气管隆嵴）。

8. 左、右肺。

（二）模型

1. 半身模型。

2. 鼻腔外侧壁及各鼻旁窦。

3. 喉软骨及其连结。

4. 喉切开（示喉腔结构及喉肌）。

5. 肺段。

三、实验内容

（一）呼吸道

1. 鼻 nose

鼻中隔 nasal septum，上、中、下鼻甲 superior, middle and inferior nasal conchaes，上、中、下鼻道 superior, middle and inferior nasal meatus，蝶筛隐窝 sphenoethmoidal recess，额窦 frontal sinus，上颌窦 maxillary sinus，蝶窦 sphenoid sinus，筛窦 ethmoidal sinuses（图5-1～图5-4）。

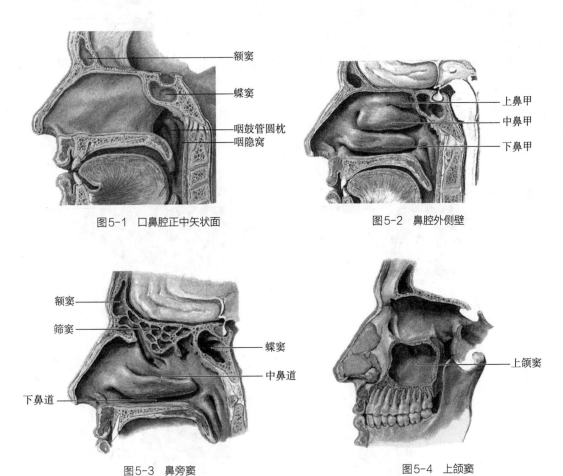

图5-1　口鼻腔正中矢状面

图5-2　鼻腔外侧壁

图5-3　鼻旁窦

图5-4　上颌窦

2. 喉 larynx

甲状软骨 thyroid cartilage，喉结 laryngeal prominence，环状软骨 cricoid cartilage，杓状软骨 arytenoid cartilage，会厌软骨 epiglottic cartilage（图5-5～图5-7），弹性圆锥 conus elasticus，环甲肌 cricothyroid muscle，喉口 aperture of larynx，前庭襞 vestibular fold，声襞 vocal fold，喉前庭 laryngeal vestibule，喉室 ventricle of larynx，声门下腔 infraglottic cavity（图5-8～图5-11）。

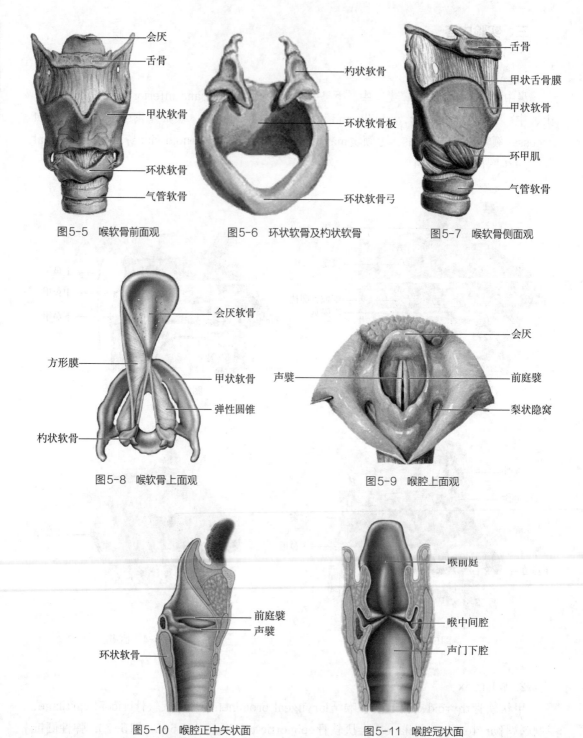

图5-5　喉软骨前面观

会厌
舌骨
甲状软骨
环状软骨
气管软骨

图5-6　环状软骨及杓状软骨

杓状软骨
环状软骨板
环状软骨弓

图5-7　喉软骨侧面观

舌骨
甲状舌骨膜
甲状软骨
环甲肌
气管软骨

图5-8　喉软骨上面观

会厌软骨
方形膜
甲状软骨
弹性圆锥
杓状软骨

图5-9　喉腔上面观

会厌
声襞
前庭襞
梨状隐窝

图5-10　喉腔正中矢状面

前庭襞
声襞
环状软骨

图5-11　喉腔冠状面

喉前庭
喉中间腔
声门下腔

3. 气管 trachea

气管杈 bifurcation of trachea，气管隆嵴 carina of trachea，右主支气管 right principal bronchus，左主支气管 left principal bronchus（图5-12）。

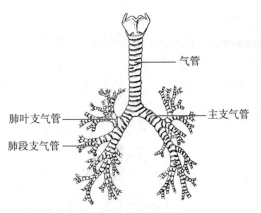

图5-12 气管及各级支气管

气管
肺叶支气管
肺段支气管
主支气管

（二）肺

肺lung，尖apex，底base，肋面costal surface，纵隔面mediastinal surface，前、后、下缘anterior, posterior, inferior borders，水平裂horizontal fissure，斜裂oblique fissure，上、中、下叶superior, middle, inferior lobes，肺门hilum of lung，心切迹cardiac notch，左肺小舌lingula of left lung（图5-13～图5-15）。

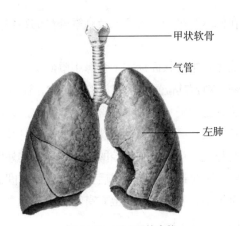

甲状软骨
气管
左肺

图5-13 呼吸系统全貌

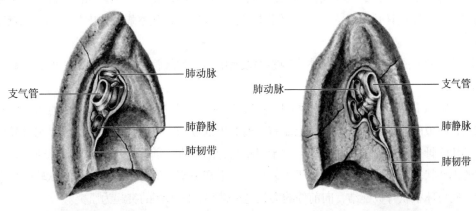

肺动脉
支气管
肺静脉
肺韧带

肺动脉
支气管
肺静脉
肺韧带

图5-14 左肺纵隔面　　　　　图5-15 右肺纵隔面

（三）胸膜及纵隔

肋膈隐窝costodiaphragmatic recess（图5-16）。

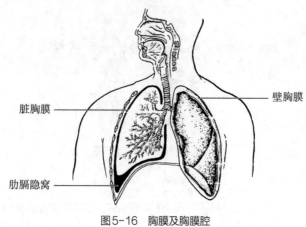

脏胸膜

壁胸膜

肋膈隐窝

图5-16 胸膜及胸膜腔

四、实验方法

1. 呼吸道

（1）外鼻：对照活体在标本及鼻腔放大模型上观察外鼻的结构，辨认鼻根、鼻背、鼻尖及鼻翼等。

（2）鼻腔内侧壁：在头颈正中矢状面标本（含鼻中隔侧）上观察，由筛骨垂直板、犁骨和鼻中隔软骨构成的鼻中隔，观察其位置是否在鼻腔的正中，注意其前下部的易出血区。

（3）鼻腔外侧壁：在头颈正中矢状面标本（含鼻中隔侧）上，鼻腔以鼻中隔分成左、右两腔。在无鼻中隔的头颈正中矢状面标本上，辨认隆起的鼻阈，其前方为鼻前庭，由皮肤覆盖；后部是衬有黏膜的固有鼻腔。观察固有鼻腔的构成，辨认其外侧壁的上、中、下鼻甲及相应每个鼻甲下方的上、中、下鼻道；在上鼻甲后上方与蝶骨体间探查蝶筛隐窝，此处为蝶窦的开口；切除中鼻甲，可见半月裂孔，其前上方有筛漏斗，上方圆形隆起为筛泡；在下鼻道距鼻前孔3 cm处探查鼻泪管的开口。

（4）鼻旁窦：在头部冠状面标本上，观察眉弓深方的额窦、上颌体内的上颌窦和筛骨迷路内的筛窦，探查其开口部位。在头颈正中矢状切标本上，观察蝶骨体内的蝶窦，探查其开口部位。

2. 咽 在头颈正中矢状面标本上观察咽鼓管咽口、咽鼓管圆枕、咽隐窝（见消化系统）。

3. 喉

（1）喉软骨：在喉的标本及模型上观察，较大的甲状软骨，由两个对称的四边形软骨板构成，两板融合处称前角，前角上端有向前突出的喉结，可在体表摸到，成年男性特别突出。环状软骨是唯一完整的软骨环，位于甲状软骨的下方，前部低窄的为环状软骨弓，后部高阔的为环状软骨板；会厌软骨位于舌体后方，上宽下窄，似叶形；成对的杓状软骨呈三角锥状，底与环状软骨板连结，向前伸的突起是声带突，向外侧的突起为肌突。

（2）喉连结：在喉的标本及模型上观察、连于甲状软骨上缘与舌骨之间的为甲状舌骨膜；起自甲状软骨前角后面，呈扇形，向下向后止于杓状软骨声带突和环状软骨上缘的为弹性圆锥，其中部增厚的弹性纤维为环甲正中韧带；起于甲状软骨前角后面和会厌软骨两侧，向后附于杓状软骨前内侧缘的方形膜；方形膜下为游离的前庭韧带及弹性圆锥上缘游离的声韧带；由环状软骨的甲关节面和甲状软骨下角构成的环甲关节，可牵拉甲状软骨作前倾和复位运动，注意观察环甲关节运动时声韧带长度的变化；由环状软骨板的杓关节面和杓状软骨底的关节面构成的环杓关节，转动杓状软骨，观察其运动，注意环杓关节运动时声门裂大小的变化，体会声带紧张度和声门裂大小的调节。

（3）喉肌：在喉肌标本上，观察位于甲状软骨与环状软骨前部、由内下斜向外上的环甲肌，牵拉此肌，观察声带长度的改变；在喉肌模型上，观察环甲肌、环杓后肌、甲杓肌等，注意体会其作用。

（4）喉腔：在经喉正中矢状面标本上，观察由会厌、杓状会厌襞和杓间切迹围成的喉口；喉腔内的黏膜皱襞，即上方的前庭襞和下方的声襞，以此两襞为界将喉腔分为喉前庭、喉中间腔和声门下腔；探查喉中间腔向外形成的喉室，观察声门下腔的黏膜下层，理解婴幼儿喉炎引起急性喉梗阻的原因；观察前庭裂和声门裂，注意分辨声门裂的膜间部和软骨间部。

4. 气管与支气管　在打开胸腔前壁的标本及气管、支气管标本上观察，气管及支气管的位置、"C"形的气管环及数目、气管杈的位置；左、右支气管的长度、管径及与气管正中线的夹角，观察切开气管分叉处内气管隆嵴的形态及位置，理解异物常易进入右主支气管的原因。

5. 肺　在打开胸腔前壁的标本及离体肺标本上观察成人肺的形态，比较左、右肺的不同之处，左肺狭而长，由斜裂分为上、下两叶；右肺宽而短，由斜裂和水平裂分为上、中、下三叶。肺有肺尖，肺底，三面（肋面、纵隔面、膈面），三缘（前缘、后缘、下缘）；观察肺尖的位置；在肺的内侧面观察肺门和肺韧带，注意辨认肺根内各结构的排列关系及左、右肺根结构排列的异同点；在左肺前缘观察心切迹及左肺小舌。在铸型标本上，观察支气管树的形态，辨认主支气管、叶支气管和段支气管，理解支气管与肺的关系。在肺段标本及模型上，观察锥形的肺段及排列，理解肺段的概念及临床意义。

6. 胸膜　在打开胸腔前壁的标本上观察，衬覆于肋骨、胸骨等的肋胸膜、纵隔外侧面的纵隔胸膜、膈上面的膈胸膜，肺尖上方的胸膜顶，可超过锁骨中、内1/3上方2～3 cm达颈根部；贴于肺表面的是脏胸膜，与肺组织贴得很紧，不易撕开；脏胸膜与纵隔胸膜于肺根处直接连续形成肺根下方的肺韧带。探查壁胸膜移行处形成的肋纵隔隐窝和肋膈隐窝，肋膈隐窝由肋胸膜与膈胸膜返折形成，是胸膜隐窝中位置最低、容量最大的部位，深度可达两个肋间隙，胸膜腔积液常先积存于此。探查肺和胸膜的前缘及下缘的体表投影，肺的下缘分别在锁骨中线、腋中线、肩胛线和后正中线上与第6肋、第8肋、第10肋及第10胸椎棘突相交；胸膜的下缘分别在锁骨中线，腋中线，肩胛线和后正中线上与第8肋、第10肋、第11肋及第12胸椎棘突相交。理解胸膜腔的特点及功能，思考为什么胸壁外伤后易引起气胸，出现气胸后该如何处理。

7. 纵隔　在纵隔模型和标本上，观察纵隔的境界。纵隔常以胸骨角和第4胸椎体下缘为界分为上纵隔和下纵隔，下纵隔又以心包为界分为前、中、后纵隔。其内包含心脏、心包、大血管、气管、支气管、食管等结构。以左、右肺门为中心观察纵隔内包含的结构。

五、复习思考题

1. 上颌窦穿刺宜在何处进行及为什么？

2. 左、右主支气管有什么区别及其临床意义是什么？

3. 胸膜分哪几部分？肋膈隐窝如何形成？有何临床意义？

4. 喉腔分哪几部分？其标志是什么？

5. 简述肺的位置、形态、分叶。

6. 何谓肺根？

（许本柯　周晓娟）

数字课程学习

📇复习思考题及答案　　✏️自测题

实 验 报 告

题目： 呼吸系统　　　　**姓名：**＿＿＿＿＿＿　　　　**学号：**＿＿＿＿＿＿

一、填图： 鼻旁窦、喉腔、肺

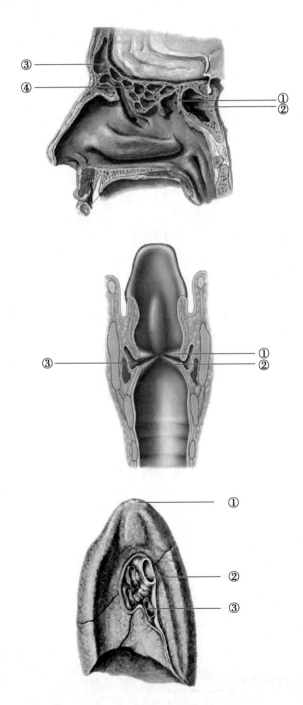

二、**绘图**：气管、支气管

分数_____ 教师签名_____ 年 月 日

第六章　泌尿系统

一、实验目标

1. 掌握泌尿系统的组成和功能。肾的位置、形态、大体结构、冠状面上的结构（肾窦、肾盏、肾盂）。输尿管的形态、位置、分部及狭窄部位和在盆部的主要毗邻。膀胱的位置、形态、分部，膀胱三角的位置及其特点。输尿管与子宫动脉的位置关系。

2. 熟悉肾的被膜，输尿管狭窄的临床意义。女性尿道的形态特点。

3. 了解泌尿系统的功能及肾段的形态。肾、输尿管、膀胱和尿道的毗邻。

二、实验教具

（一）标本

1. 腹后壁（保留肾、输尿管）。

2. 离体男、女泌尿系统。

3. 离体肾、肾冠状面标本。

4. 男、女性盆腔正中矢状面标本。

5. 腰部横切（示肾的三层被膜）。

6. 男、女性盆腔标本。

（二）模型

1. 男、女性盆腔正中矢状切。

2. 离体男、女泌尿系统。

3. 离体肾的结构、肾的血管与肾段。

三、实验内容

1. 肾 kidney

肾门 renal hilum（图6-1）。

肾窦 renal sinus，肾皮质 renal cortex，肾柱 renal column，肾髓质 renal medulla，肾锥体 renal pyramid，肾乳头 renal papilla，乳头孔 papillary foramina，肾小盏 minor renal calices，肾大盏major renal calices，肾盂renal pelvis（图6-2）。

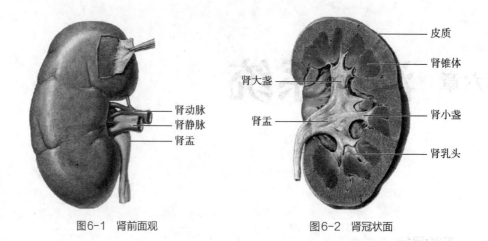

图6-1　肾前面观　　　　　　　　　　　图6-2　肾冠状面

纤维囊fibrous capsule，脂肪囊fatty renal capsule，肾筋膜renal fascia（图6-3）。

2. 输尿管ureter

三狭窄three constrictions（图6-4）。

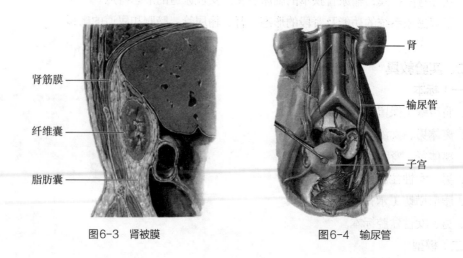

图6-3　肾被膜　　　　　　　　　　　　图6-4　输尿管

3. 膀胱bladder

膀胱尖apex of bladder，膀胱底fundus of bladder，膀胱体body of bladder，膀胱颈部neck of bladder（图6-5）。

膀胱三角trigone of bladder，输尿管间襞interureteric fold（图6-6）。

女性尿道female urethra（图6-7）。

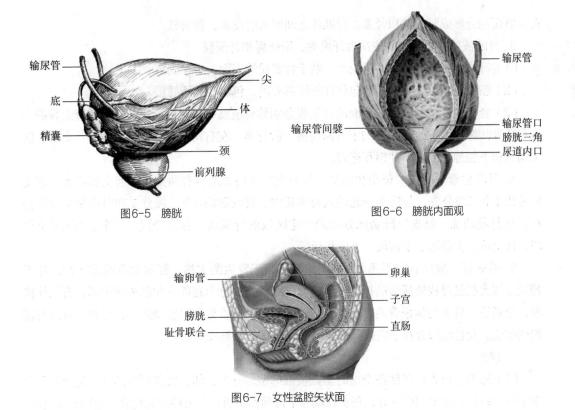

图6-5　膀胱

图6-6　膀胱内面观

图6-7　女性盆腔矢状面

四、实验方法

1. 肾

（1）形态：肾似蚕豆状，有上下两端、前后两面、左右两缘；上端扁宽，下端圆钝；前面稍凸，后面较平；外侧缘隆凸，内侧缘凹陷即肾门。出入肾门的结构被结缔组织包绕称为肾蒂，肾蒂内诸结构的排列关系，由前向后依次为肾静脉、肾动脉、肾盂末端；从上至下依次为肾动脉、肾静脉、肾盂末端。

（2）位置：在显示腹膜后间隙内器官的标本上，肾位于脊柱的两侧，呈"八"字形。左肾居第11胸椎体下缘与第2～3腰椎间盘之间；右肾居第12胸椎体上缘至第3腰椎体上缘之间。左右两侧的第12肋分别斜过左肾后面的中部和右肾后面的上部。观察竖脊肌外缘与第12肋的夹角处（肾区）与肾门的关系，肾病变时肾区常有压痛、叩击痛。

（3）毗邻：两肾毗邻不同。左肾上端的内侧为左肾上腺；左肾前面上部与胃底后壁接触，中部与胰尾和脾血管相依，下半部邻接空肠；左肾外侧缘上方大部分与脾相邻，下部与结肠左曲相贴。右肾上端的内侧被右肾上腺遮盖；右肾前面的上2/3与肝相邻，下1/3与结肠右曲相邻；右肾内侧缘邻接十二指肠。两肾的后面上1/3贴膈，下部自内向外依次与腰大肌、腰方肌及腹膜邻接。

2. 肾的结构　在肾的冠状面上，肾门向肾实质内延续的腔隙为肾窦。肾实质分为位于表层的肾皮质和深层的肾髓质。肾髓质淡红色，主要由15～20个肾锥体构成，锥体的底朝向皮质，尖朝向肾窦，称肾乳头。肾乳头突入到肾小盏内，其上有10～30个小孔，称乳头孔。继而汇合形成肾大盏和肾盂。肾锥体之间嵌入的皮质，称肾柱。

3. 肾的被膜　由内向外依次为纤维囊、脂肪囊和肾筋膜。

（1）纤维囊：薄而坚韧，透明状，贴于肾实质的表面，易于剥离。

（2）脂肪囊：又名肾床，为包绕在纤维囊外周、包裹肾的脂肪层。

（3）肾筋膜：位于肾前、后面的肾筋膜分别称肾前筋膜和肾后筋膜，二者在肾上腺的上方和肾外侧缘相互愈合，在肾的下方两层前、后分离。左右两侧的肾前筋膜盖于肾血管、腹主动脉和下腔静脉的表面并相互连续。

4. 肾段血管与肾段　肾动脉的第一级分支在肾门处通常有两支，即前支和后支。前支再分出4个二级分支，与后支一起进入肾实质内。肾动脉的5个二级分支在肾内呈节段性分布，称肾段动脉。每支肾段动脉分布到一定区域的肾实质，称为肾段。每个肾可分5个肾段，即上段、上前段、下前段、下段和后段。

5. 输尿管　输尿管约平第2腰椎上缘，起始于肾盂的末端，经腰大肌前方下行，终于膀胱，腰大肌是寻找输尿管的标志性结构。输尿管全长分为腹部、盆部和壁内部，有三处狭窄，分别位于肾盂与输尿管的移行处、输尿管跨过髂血管处和膀胱壁内部，是输尿管结石滞留的部位。女性输尿管在子宫颈外侧2.5 cm处与子宫动脉交叉。

6. 膀胱

（1）形态、位置：膀胱在空虚时呈三棱锥体型，分尖、体、底和颈四部分。尖朝向前方贴于耻骨联合，底朝向后下方，在女性毗邻子宫颈和阴道，在男性毗邻精囊、输精管和直肠；膀胱体的上部盖以腹膜；膀胱的最下部为膀胱颈，在男性与前列腺相接，在女性与盆膈相接。

（2）内面结构：切开的膀胱内，可见大量的黏膜皱襞。两输尿管内口之间的黏膜皱襞称输尿管间襞，活体为一苍白带，是膀胱镜检时，是寻找输尿管口的标志。在膀胱底的内面两侧是输尿管的开口与尿道内口之间的三角形的区域，称膀胱三角。膀胱三角是肿瘤、结核和炎症的好发部位，膀胱镜检时应特别注意。

7. 尿道　男性尿道见男性生殖系统。女性尿道较男性尿道短、宽而直。起于膀胱的尿道内口，行于耻骨联合和阴道之间，穿尿生殖膈开口于阴道前庭。理解为什么女性易发生泌尿系统上行性感染。

五、复习思考题

1. 简述肾的位置。

2. 简述女性易出现逆行性尿道感染的原因。

3. 简述尿液的排出途径。

4. 输尿管全程3处生理性狭窄位于何处？

（黄绍明）

数字课程学习

👤☰ 复习思考题及答案　　📝 自测题

实验报告

题目： <u>泌尿系统</u>　　　**姓名：**＿＿＿＿＿＿　　**学号：**＿＿＿＿＿＿

一、填图： 肾、膀胱

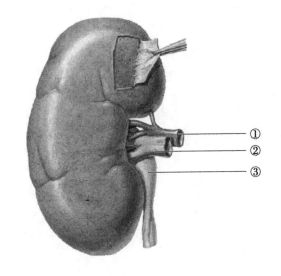

①＿＿＿＿＿＿
②＿＿＿＿＿＿
③＿＿＿＿＿＿

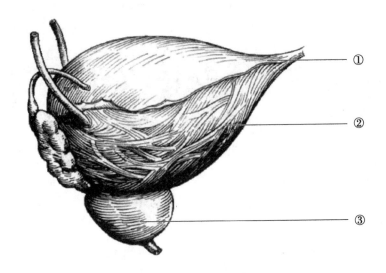

①＿＿＿＿＿＿
②＿＿＿＿＿＿
③＿＿＿＿＿＿

二、**绘图**：膀胱三角、肾冠状面

第七章　男性生殖系统

一、实验目标

1. 掌握男性生殖系统的组成与功能，睾丸和附睾的形态及位置，输精管的行程、分部和形态特征，前列腺的形态、位置及主要毗邻，精索的组成及位置，男性尿道的分部及各部的结构特点，3个狭窄、2个弯曲的临床意义。

2. 熟悉阴茎的分部和构成。精囊、阴囊的形态构造和功能。

3. 了解各器官的一般功能。睾丸下降的简况。射精管的合成、行径及开口。前列腺的分叶。海绵体的构造及阴茎皮肤特点。

二、实验教具

（一）标本

1. 游离男性生殖器。
2. 阴茎（瓶装）。
3. 男性盆腔正中矢状切。

（二）模型

1. 男性骨盆矢状切。
2. 游离男性生殖器。

三、实验内容

1. 睾丸 testis，附睾 epididymis，输精管 ductus deferens：①睾丸部 testicular part，②精索部 spermatic part，③腹股沟部 inguinal part，④盆部 pelvic part，输精管壶腹 ampulla ductus deferens，射精管 ejaculatory duct（图7-1，图7-2）。

2. 男性尿道 male urethra

前列腺部 prostatic part，膜部 membranous part，海绵体部 cavernous part，尿道内口 internal orifice of urethra，尿道外口 external orifice of urethra，尿道球部 bulbous portion of urethra，尿道舟状窝部 navicular fossa of urethra，耻骨下弯 subpubic curvature，耻骨

前弯 prepubic curvature（图7-3）。

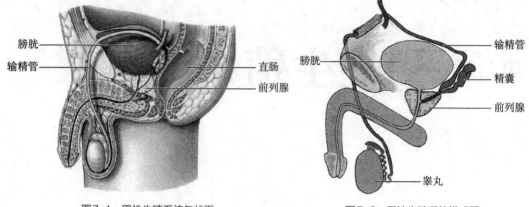

图7-1　男性生殖系统矢状面　　　　　图7-2　男性生殖系统模式图

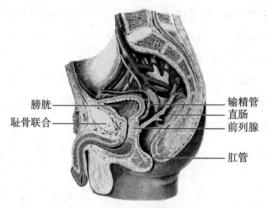

图7-3　男性盆腔矢状面

3. 精囊 seminal vesicle，前列腺 prostate，尿道球腺 bulbourethral gland（图7-4，图7-5）。

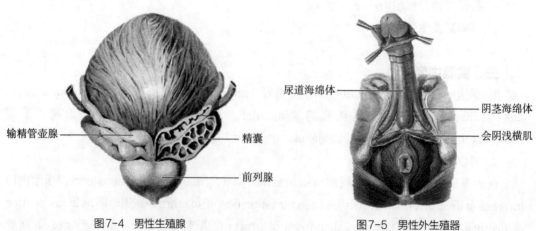

图7-4　男性生殖腺　　　　　　　　图7-5　男性外生殖器

4. 阴囊scrotum，阴茎penis，精索spermatic cord，阴茎海绵体cavernous body of penis，尿道海绵体cavernous body of urethra（图7-5，图7-6）。

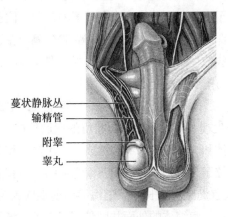

蔓状静脉丛———
输精管———

附睾———
睾丸———

图7-6　男性精索

四、实验方法

1. 睾丸　在标本上观察位于阴囊内的睾丸。在游离标本上睾丸呈扁椭圆形，表面光滑，分内外两面、上下两端、前后两缘，其上端及后缘紧贴有附睾。在纵行切开的睾丸标本上可见睾丸的表层为较厚的白膜，其在睾丸后缘增厚并凸入睾丸内形成睾丸纵隔，从纵隔上发出的睾丸小隔，将睾丸分为许多睾丸小叶。用镊子提起精曲小管观察其形态，理解其功能。

2. 附睾　在游离标本上，附睾呈新月形，附于睾丸的上端及后缘，分膨大的头、体和较细的尾。纵行剖开附睾，观察其内的附睾管。精子储存在附睾内成熟。

3. 输精管　附睾尾向内上弯曲移行为输精管，呈坚硬的圆索状，其管壁厚，肌层发达，管腔细小。在整尸标本上，观察输精管的分部，按其行程分为位于睾丸后缘的睾丸部、介于睾丸上端至腹股沟管浅环间的精索部、位于腹股沟管的精索内的腹股沟管部和盆部（最长）。在膀胱底的后面观察膨大的输精管壶腹。在精索部观察输精管的位置，为输精管结扎部位。

4. 射精管　输精管近膀胱底处膨大呈壶腹状，末端变细与精囊排泄管合成射精管，在男性盆腔正中矢状切模型上，可观察到射精管斜穿过前列腺，开口于尿道前列腺部。

5. 精索　为一对柔软的圆索状结构，自腹股沟管的腹环延至睾丸的上端。提起精索，可感觉到其内有一条较细的圆索状结构，有坚硬感。切开精索表面的被膜后、可找出输精管，它位于精索的后内侧。除输精管外，精索内还有动脉、静脉丛、神经和淋巴等结构。

6. 精囊　在游离标本上，精囊位于膀胱底后方，呈长椭圆形囊状，左右各一，表面凹凸不平。在男性盆腔正中矢状切模型上，观察精囊排泄管与输精管末端汇合形成射精管。

7. 前列腺　在膀胱颈下方的板栗形实质性结构为前列腺，分朝上的底、体和下端细的尖，体后部正中有较浅的前列腺沟。在整尸标本上观察前列腺的位置及毗邻，位于膀胱颈与尿生殖膈之间，前方为耻骨联合，后方为直肠壶腹，理解临床肛诊时，于前壁探查所能触及的前列腺、精囊、输精管壶腹和膀胱直肠陷凹。在前列腺模型上观察其分叶，即前叶、后叶、中叶和左、右侧叶及其内通过的尿道和射精管。思考前列腺肥大引起排尿不畅的原因及肛诊时前列腺沟的改变。

8. 尿道球腺 呈豌豆大小的球体，位于尿生殖膈内，开口于尿道球部。

9. 阴囊 在标本上切开阴囊壁观察其结构及其内的睾丸和附睾。阴囊皮肤薄而呈暗褐色，成人有少量阴毛，由于尸体阴囊收缩，出现较多的皱襞。位于皮肤深面的肉膜是阴囊的浅筋膜，肉膜在正中线向深部发出阴囊中隔，将阴囊腔分隔为左、右两部，分别容纳两侧的睾丸和附睾。切开睾丸鞘膜的壁层，见鞘膜的脏层衬于睾丸表面，但睾丸的后缘及附睾贴附之处均无鞘膜被覆。脏层与壁层之间为密闭的鞘膜腔，脏、壁两层在睾丸的后缘相互移行。

10. 阴茎 阴茎分为头、体和根三部分。后端为阴茎根；中部为阴茎体，呈圆柱形；前端膨大，为阴茎头，头的尖端有较狭窄的呈矢状位的尿道外口；头后较细的部分为阴茎颈。阴茎主要由两条阴茎海绵体和一条尿道海绵体组成，外包筋膜和皮肤。阴茎海绵体为两端细的圆柱体，左、右各一，位于阴茎的背侧，阴茎海绵体的中央有阴茎深动脉。尿道海绵体位于阴茎海绵体的腹侧，尿道贯穿其全长。尿道海绵体前端膨大为阴茎头，后端膨大为尿道球，其中央部可见尿道穿过。海绵体的外面共同包有深、浅筋膜和皮肤，阴茎的皮肤薄而柔软，富有伸展性。它在阴茎颈的前方形成双层游离的环形皱襞，包绕阴茎头，称为阴茎包皮。包皮前端围成包皮口。阴茎包皮与阴茎头的腹侧中线处连有包皮系带。临床上行包皮环切术时，应注意避免损伤包皮系带。在游离标本上观察阴茎的构成，理解海绵体在阴茎勃起中的作用；观察阴茎包皮和包皮系带，理解包茎的病理。思考包皮环切术时，应注意避免损伤包皮系带的原因。

11. 男性尿道 在整尸标本及盆部正中矢状切上观察男性尿道。起自膀胱的尿道内口，止于阴茎头的尿道外口，分为前列腺部、膜部和海绵体部三部，临床上将前列腺部和膜部称后尿道，海绵体部称前尿道。前列腺部为尿道穿过前列腺的部分，可观察到此段是尿道中最宽和最易扩张的部分。此部后壁上有一纵行的尿道嵴，嵴中部隆起的部分为精阜。精阜中央有前列腺小囊，其两侧各有一个细小的射精管口。尿道嵴两侧的尿道黏膜上有许多细小的前列腺排泄管的开口。膜部为尿道穿过尿生殖膈的部分，是三部中最短的部分，膜部位置比较固定。海绵体部为尿道穿过尿道海绵体的部分，是尿道最长的一段。尿道球内的尿道最宽，为尿道球部，尿道球腺开口于此。阴茎头内的尿道扩大成尿道舟状窝。在男性盆腔正中矢状切的标本及模型上观察。男性尿道粗细不一，全长有三个狭窄、三个膨大和两个弯曲。三个狭窄分别位于尿道内口、尿道膜部和尿道外口，以外口最窄；三个膨大分别位于尿道的前列腺部、尿道球部和尿道舟状窝；两个弯曲是凸向下后方的耻骨下弯和凸向上前方的耻骨前弯。当阴茎勃起或将其抬起，耻骨前弯是可以消失的，但耻骨下弯是恒定的，包括尿道的前列腺部、膜部和海绵体部的起始段，而耻骨前弯位于耻骨联合前下方，阴茎根与阴茎体之间。在男性盆腔正中矢状切标本上，观察尿道的起止、穿经结构及行径，注意观察尿道三个膨大和两个弯曲，用手提起阴茎后观察耻骨前弯和耻骨下弯的改变；模拟尿道插管，体会其路径及注意事项。

五、复习思考题

1. 试述男性尿道的特点。

2. 试述精子成熟后排出体外的过程。

3. 前列腺位于何处？毗邻哪些结构？分为哪几叶？哪个叶肥大影响排尿？

（姚立杰 姜 杨）

数字课程学习

复习思考题及答案　　自测题

实 验 报 告

题目：<u>男性生殖系统</u>　　**姓名：**＿＿＿＿＿＿　　**学号：**＿＿＿＿＿＿

一、填图：男性盆腔及附属腺体

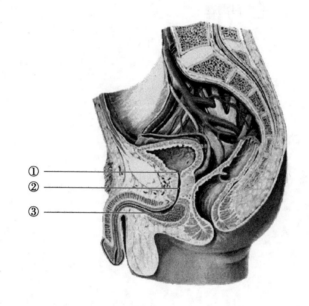

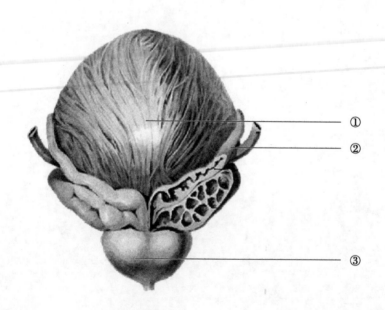

二、**绘图**：输精管的分部

分数_____　教师签名_____　年　月　日

第八章 女性生殖系统及会阴

一、实验目标

1. 掌握女性生殖器的分部及各部所包括的器官。卵巢的形态、位置及固定装置。输卵管的位置、分部及其形态结构特点以及临床或生理意义。子宫的形态、位置和固定装置。阴道形态和位置。

2. 熟悉乳房的位置、形态、构造及其临床意义。会阴界限和分区，狭义会阴概念。盆膈、尿生殖膈、坐骨肛门窝的概念。

3. 了解各器官的功能。外生殖器的位置和形态。

二、实验教具

（一）标本

1. 女性生殖器原位。

2. 女性盆腔正中矢状切。

3. 游离子宫。

4. 乳房。

5. 游离女性生殖器。

（二）模型

1. 女性盆腔矢状面。

2. 女性乳房。

3. 子宫、阴道模型。

4. 盆底肌及子宫。

三、实验内容

1. 卵巢ovary

卵巢悬韧带suspensory ligament of ovary，卵巢固有韧带proper ligament of ovary（图8-1）。

2. 输卵管 uterine tube

子宫部 uterine part，输卵管峡 isthmus of uterine tube，输卵管壶腹 ampulla of uterine tube，输卵管漏斗 infundibulum of uterine tube（图8-1～图8-3）。

3. 子宫 uterus

前倾 anteversion，前屈 anteflexion，阴道 vagina，阴道穹 fronix of vagina（图8-2，图8-3）。

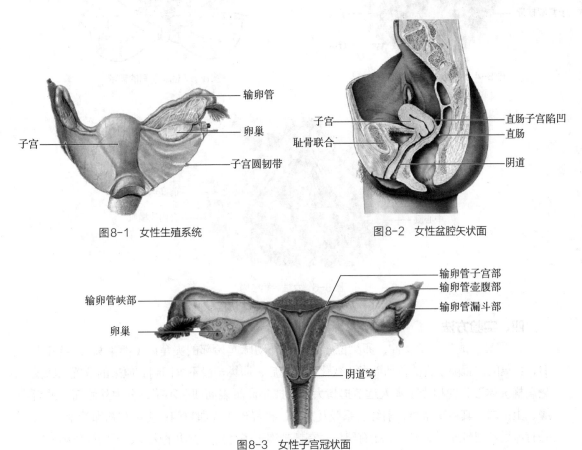

图8-1　女性生殖系统

图8-2　女性盆腔矢状面

图8-3　女性子宫冠状面

子宫底 fundus of uterus，子宫体 body of uterus，子宫颈 neck of uterus（子宫颈阴道部 vaginal part of cervix、子宫颈阴道上部 supravaginal part of cervix），子宫峡 isthmus of uterus，子宫腔 cavity of uterus，子宫颈管 cervical canal of uterus，子宫阔韧带 broad ligament of uterus，子宫圆韧带 round ligament of uterus，子宫主韧带 cardinal ligament of uterus，子宫骶韧带 uterosacral ligament of uterus（图8-4，图8-5）。

4. 会阴 perineum

前庭大腺 great vestibular gland，盆膈 pelvic diaphragm，尿生殖膈 urogenital diaphragm，坐骨肛门窝 ischioanal fossa（图8-6）。

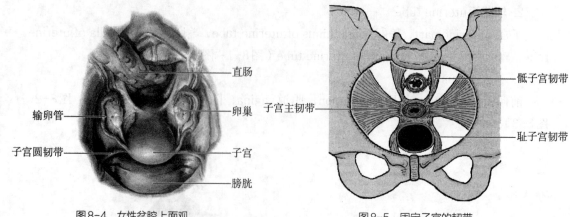

图8-4 女性盆腔上面观

图8-5 固定子宫的韧带

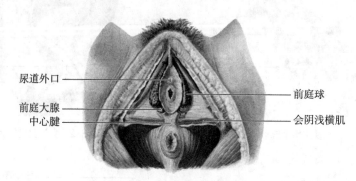

图8-6 女性会阴结构

四、实验方法

1. 卵巢 成年未孕女性，卵巢位于髂内、外动脉起始部的夹角内（卵巢窝），当妊娠时，卵巢的位置随子宫的移动而发生变化，分娩后，卵巢一般不再回到其原来的位置。卵巢呈扁椭圆体形，约相当于本人远节拇指大小。成年卵巢表面凹凸不平，分内外侧面、前后缘、上下端。其后缘游离，前缘有系膜及血管、神经出入为卵巢门；上端与输卵管伞相接，并有卵巢悬韧带连于盆壁，下端有卵巢固有韧带连于子宫角。卵巢的大小、形状随年龄而有差异，幼女的卵巢表面光滑；性成熟期卵巢最大；此后，由于多次排卵，卵巢表面出现瘢痕，变得凹凸不平。35～40岁，卵巢开始缩小，50岁左右停经后逐渐萎缩。可根据卵巢的大小及表面特征，估计其年龄。将卵巢纵行切开，查看其表面由致密结缔组织形成的白膜，浅层皮质内的卵泡、黄体和结缔组织，深层髓质内的结缔组织、血管及神经。

2. 输卵管 沿子宫角向外观察，一条弯曲、空心的肌性管道即输卵管。注意与子宫圆韧带相区别，后者较长，实心，位于输卵管的下方。在经子宫冠状切标本上，辨认输卵管的四部分，即穿子宫角的子宫部、短直而狭窄的输卵管峡、最粗长而弯曲的输卵管壶腹和末端膨大的输卵管漏斗。重点观察输卵管峡和输卵管壶腹，它们分别是输卵管结扎和卵子受精的部位。在漏斗部末端有输卵管腹腔口，开口于腹膜腔，输卵管末端游离缘上有许多细长指状突起，即输卵管伞，理解卵子进入输卵管的过程以及出现异位妊娠（宫外孕）的原因。

3. 子宫　在女性盆腔正中矢状切标本上，观察子宫的位置及毗邻关系。子宫位于膀胱与直肠之间，两侧是子宫附件即输卵管和卵巢，下接阴道。正常成人子宫呈轻度的前倾前屈位，前倾指子宫向前倾斜，使子宫长轴与阴道长轴间形成了一个向前开放的钝角；前屈指子宫体与子宫颈不在一条直线上，使子宫体长轴与子宫颈长轴间形成了一个向前开放的钝角。在盆腔冠状面的子宫及周围结构标本或模型上，子宫为前后稍扁、倒置的梨形，上端圆凸的是子宫底，在输卵管子宫口水平以上。下端狭窄的部分为子宫颈，为肿瘤的好发部位。底与颈之间的部分为子宫体。子宫颈在成人长2.5～3 cm，以阴道为标志分为伸入阴道的子宫颈阴道部和阴道以上的子宫颈阴道上部。子宫峡为子宫体和子宫颈移行狭窄处，在非妊娠期不明显，是剖宫产的手术切口部位。在盆腔正中矢状切标本上，观察维持子宫正常位置的韧带。自子宫侧缘至盆侧壁冠状位的宽薄结构为子宫阔韧带（限制子宫向两侧移位）；自子宫角走行于子宫阔韧带内达腹股沟管深环的圆索状结构是子宫圆韧带，牵拉韧带并观察其作用（维持子宫前倾位）。在模型上观察自子宫颈至盆侧壁的子宫主韧带（防止子宫下垂），自子宫颈后至第2、3骶椎前面的子宫骶韧带（维持子宫前屈位）。在经阴道冠状面的子宫标本或模型上，观察子宫口的形态，辨认其是正常顺产妇（子宫口呈横裂状）、未产妇（子宫口呈圆形）或是剖宫产者（子宫口圆形但腹壁和子宫壁有瘢痕）。观察膀胱与子宫、子宫与直肠之间的陷凹，理解这些陷凹的临床意义。

4. 阴道　在盆部正中矢状切标本上，观察阴道与尿道的位置关系。阴道下部较窄，下端以阴道口开口于阴道前庭。观察阴道包绕子宫颈阴道部的环行凹陷即阴道穹，尤其是与直肠子宫陷凹仅隔一薄层（阴道后壁和一层腹膜）的阴道后穹，模拟阴道后穹窿穿刺及引流。

5. 前庭大腺　在女性外阴浅层标本上，阴道后外侧的豌豆样结构即前庭大腺，探查其开口于阴道前庭。

6. 女性外生殖器　在游离的女性外生殖器标本上，观察前部富有阴毛的阴阜、大阴唇、小阴唇和阴蒂。观察两侧小阴唇间的裂隙即阴道前庭，查看阴道口与尿道口的关系（前部较小为尿道口，后部较大是阴道口），探查阴道两侧前庭大腺的开口。

7. 乳房　在成人女性整尸标本上，观察胸前壁半球形的乳房的位置、乳头及乳晕，在乳房周缘环形将其切下，因胸大肌与乳房之间存在乳房后间隙，故切除较容易，此间隙也是隆胸术假体植入的部位。在游离的乳房标本上观察，从乳头向周围辐射状走行的较细的管状结构即输乳管，于近乳头处扩大为输乳管窦，开口于乳头。在输乳管远端寻找与其相连的15～20个乳腺叶。临床为避免损伤输乳管，在乳房脓肿切开引流时常采取放射性切口。在经乳头的纵切标本上，可见连于乳腺深面胸筋膜与皮肤、乳头之间的纤维组织即乳房悬韧带，理解其作用及乳腺癌晚期出现"橘皮症"的原因。

8. 会阴　在会阴模型上观察广义及狭义会阴位置。广义会阴即封闭小骨盆下口的全部软组织的总称，是不在同一平面上的菱形区域，两侧坐骨结节位置最低、其连线将广义会阴分为前部的尿生殖区和后部的肛区。狭义会阴指的是肛门与外生殖器之间的软组织。

五、复习思考题

1. 阴道后穹窿穿刺的解剖学基础是什么？

2. 子宫的正常位置是什么？其主要固定装置有哪些？有何作用？

3. 女性的生殖腺是什么？其固定装置有哪些？

（刘　囡）

数字课程学习

👤☰ 复习思考题及答案　　📝 自测题

实 验 报 告

题目：女性生殖系统　　　　**姓名：**_____　　　**学号：**_____

一、填图：输卵管、卵巢、子宫、阴道

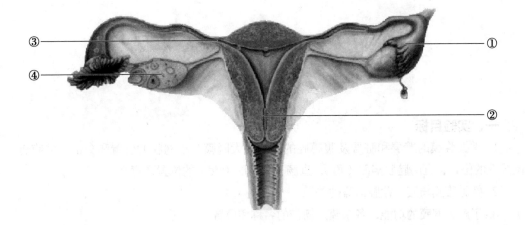

二、绘图：子宫、卵巢的固定装置

分数_____　　　教师签名_____　　　年　月　日

第九章 腹膜

一、实验目标

1. 掌握腹膜的壁层和脏层及腹膜腔的概念。大网膜、小网膜的位置和分部，网膜囊和网膜孔的位置，直肠膀胱陷凹（男），直肠子宫陷凹（女）的位置及意义。

2. 熟悉腹膜与腹、盆腔器官的关系。

3. 了解大网膜的功能，各系膜、韧带的名称和位置。

二、实验教具

（一）标本

1. 整尸（示腹膜）。

2. 男、女性盆腔正中矢状切。

（二）模型

1. 腹膜腔正中矢状面。

2. 显示腹膜与脏器关系的横断面。

3. 显示腹膜及腹膜形成的结构模型。

三、实验内容

1. 小网膜 lesser omentum

肝胃韧带 hepatogastric ligament，肝十二指肠韧带 hepatoduodenal ligament，网膜孔 omental foramen，网膜囊 omental bursa（图9-1）。

2. 大网膜 greater omentum（图9-2）

3. 系膜

肠系膜 mesentery（图9-3），肠系膜根 radix of mesentery，阑尾系膜 mesoappendix（图9-4）。

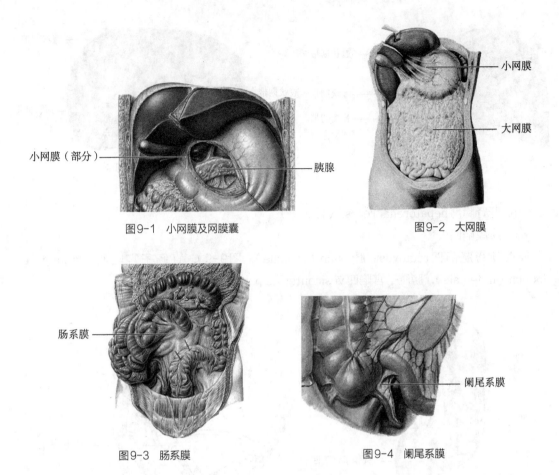

图9-1　小网膜及网膜囊

图9-2　大网膜

图9-3　肠系膜

图9-4　阑尾系膜

横结肠系膜 transverse mesocolon，乙状结肠系膜 sigmoid mesocolon（图9-5）。

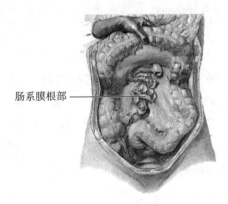

图9-5　结肠系膜

4. 韧带 ligament

镰状韧带 falciform ligament，冠状韧带 coronary ligament，肝裸区 bare area of liver，左、右三角韧带 left and right triangular ligaments，胃结肠韧带 gastrocolic ligament（图9-6，图9-7）。

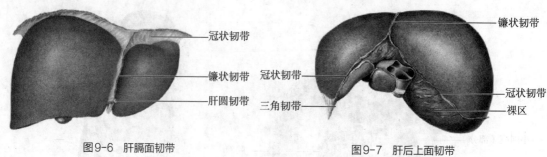

图9-6 肝膈面韧带   图9-7 肝后上面韧带

5. 肝肾隐窝hepatorenal recess（图9-8）

6. 腹膜陷凹

直肠膀胱陷凹rectovesical pouch（in male）（图9-9），直肠子宫陷凹rectouterine pouch（in female），膀胱子宫陷凹vesicouterine pouch（in female）。

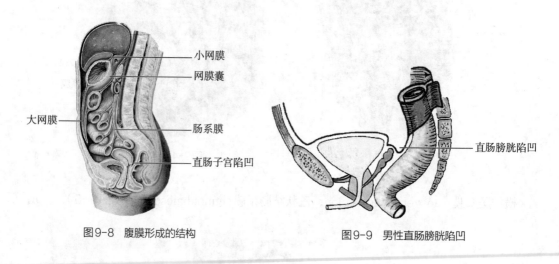

图9-8 腹膜形成的结构   图9-9 男性直肠膀胱陷凹

四、实验方法

1. 腹膜及腹膜腔   在标本上，用镊子分离腹腔脏器表面及腹壁内面、膈下面薄而光滑的膜性结构即腹膜。明确腹膜依据覆盖部位分为脏腹膜和壁腹膜，从腹前壁向上、下及两侧分别探查其延续，壁腹膜、脏腹膜相互延续形成一个极不规则的囊状间隙即腹膜腔，观察脏器是否在腹膜腔之内。女性腹膜腔通过生殖管道与外界相通，易发生腹膜腔的感染，而男性腹膜腔是相对密闭的。腹腔与腹膜腔是有区别的，二者不要混为一谈，腹腔内有脏器、血管、神经、淋巴及腹膜腔等。

在标本和模型上观察腹膜与腹盆腔脏器的关系，可见胃和空肠、回肠，其表面的光滑被膜（浆膜）即脏腹膜基本上全部包绕脏器，属于腹膜内位器官；观察肝、子宫、升结肠、降结肠等，其表面有2/3左右面积被包裹，属于腹膜间位器官；观察肾、肾上腺和胰等，其只有前面被腹膜包裹，属于腹膜外位器官。了解腹膜与腹盆腔脏器的位置关系，有利于在临床手术操作时尽可能选取没有腹膜覆盖的面，避免穿过腹膜引起感染等。

2. 腹膜形成的结构

（1）网膜：包括大网膜和小网膜两部分。小网膜分为右侧连于肝门和十二指肠上部游离缘之间的肝十二指肠韧带和左侧连于肝门和胃小弯之间的肝胃韧带。肝十二指肠韧带内结构的排列关系，右前方的是胆总管，左前方的是肝固有动脉，二者后方的是肝门静脉；自胃大弯下垂呈围裙状的黄色结构即大网膜，是由前后四层腹膜形成的结构，胃大弯与横结肠之间为胃结肠韧带，其内可见血管。

切开小网膜，将手伸入到其后方探查网膜囊的构成，前方由小网膜、胃后壁及胃结肠韧带等构成；为观察清楚网膜囊后壁结构，可将胃结肠韧带切断，把胃翻向上方，隔着腹膜可见胰、左肾、左肾上腺、横结肠及其系膜；上方达肝尾状叶和膈；下方为大网膜前、后两层愈合处；左侧有脾、胃脾韧带和脾肾韧带；右侧有网膜孔通腹膜腔。在肝十二指肠韧带后方，自右向左将1~2个手指伸入到网膜囊，经过的狭窄通道即网膜孔，用手触摸上方的肝尾状叶、下方的十二指肠上部、后方的下腔静脉及前方的肝十二指肠韧带。

（2）系膜：是将器官固定于腹、盆壁的双层腹膜结构，主要有肠系膜、阑尾系膜、横结肠系膜和乙状结肠系膜。在胸腔、腹腔切开的标本上，将空肠、回肠拉出腹腔，观察连于肠管与腹后壁间的肠系膜根，探查走行于小肠系膜内的肠系膜上动脉；观察乙状结肠系膜及其内的肠系膜下动脉，理解乙状结肠易发生扭转的原因；将阑尾拉直，观察阑尾系膜及行于其内的阑尾动脉，了解阑尾呈弯曲的蚯蚓状的原因。

（3）韧带：韧带是指连接腹、盆壁与脏器之间或连接相邻脏器之间的腹膜结构，探查固定肝、脾和胃的韧带。重点观察肝的镰状韧带、冠状韧带及左、右三角韧带。

（4）腹膜皱襞和隐窝：在腹前壁内侧面的标本或模型上，观察脐正中襞、脐内侧襞、脐外侧襞、膀胱上窝、腹股沟内、外侧窝，重点注意观察腹股沟内、外侧窝与腹股沟三角和腹股沟管深环的关系，从而理解腹股沟斜疝和直疝的突出部位。

（5）腹膜陷凹：主要位于盆腔内，为腹膜在盆腔脏器之间移行返折而成。在男性盆腔正中矢状面标本上，探查膀胱与直肠间的直肠膀胱陷凹，此处为男性腹膜腔的最低点；在女性盆腔正中矢状面标本上，观察膀胱与子宫间的膀胱子宫陷凹和子宫与直肠间的直肠子宫陷凹，后者为女性腹膜腔的最低点。理解少量腹水时，男、女性腹膜腔积液容易积存的部位以及临床上阴道后穹穿刺引流的解剖学基础。

五、复习思考题

1. 什么是腹膜外位器官？列举5个腹膜外位器官。

2. 某男性患者右侧肾衰竭需手术摘除，选择从何处入口，为什么？

（刘　因）

数字课程学习

🧑‍💼 复习思考题及答案　　📝 自测题

实 验 报 告

题目：_____ 姓名：_____ 学号：_____

一、填图：网膜

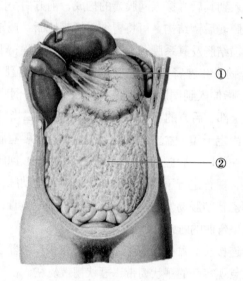

①

②

二、绘图：阑尾系膜

分数_____ 教师签名_____ 年 月 日

第十章 心血管系统

第一节 心

一、实验目标

1. 掌握心的位置、外形和心各腔的内部形态特点。

2. 掌握房间隔与室间隔的形态结构及特点。

3. 掌握卵圆窝的位置、形态及其临床意义。

4. 掌握心传导系的组成；窦房结的位置及功能，房室结，房室束，左、右束支及结间束的走行及分布特点。

5. 掌握左、右冠状动脉的起始、行程及其分布范围。

6. 了解心大、中和心小静脉的走行以及冠状窦的位置与开口部位。

7. 掌握心包的构成。

8. 了解心壁的构造。

9. 了解心的体表投影。

二、实验教具

（一）标本

1. 打开胸前壁、打开心包的标本，示心的位置、外形、心的血管和心包。

2. 离体心的标本：显示心的外形及心腔内的结构，显示房室口、主动脉和肺动脉口周围瓣膜的标本。心的传导系标本，心的动、静脉标本，心包的标本。完整心以及切开心各腔和除掉心房观察。

3. 心冠状面的标本，示心腔、房间隔和室间隔。

4. 心的血管灌注标本。

5. 心传导系标本（牛心用墨汁注射后）。

6. 新鲜完整的猪心，供学生进行解剖使用。

（二）模型

1. 心的放大模型。

2. 心的位置与毗邻模型。

3. 体循环、肺循环电动模型。

4. 心肌收缩、舒张与瓣膜开闭演示模型。

5. 心传导系统的电动模型。

（三）挂图

血液循环示意图、心的位置和外形图、右心房和右心室内部结构图、左心房和左心室内部结构图、心瓣膜和瓣膜环图、心间隔示意图、心传导系示意图、心动、静脉模式图；心包模式图。

三、实验内容

（一）外形

心尖cardiac apex，心底cardiac base，胸肋面sternocostal surface，膈面diaphragmatic surface，右缘right border，左缘left border，下缘inferior border，冠状沟coronary sulcus，房间沟interatrial sulcus，前室间沟anterior interventricular groove（图10-1），后室间沟posterior interventricular groove（图10-2），心尖切迹cardiac apical incisure（图10-1），房室交点atrioventricular crux。

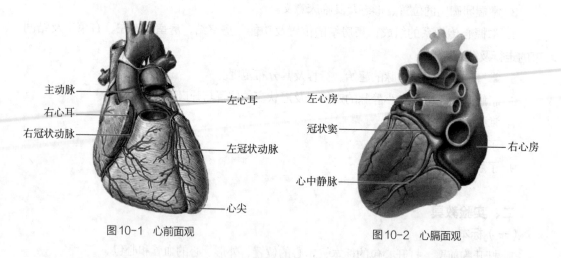

图10-1 心前面观　　　　　　　　图10-2 心膈面观

（二）心腔

1. 右心房right atrium（图10-3）

右心耳right auricle，梳状肌pectinate muscle，界嵴crista terminalis，界沟sulcus terminalis，卵圆窝fossa ovalis。

（1）入口：上腔静脉口orifice of superior vena cava，下腔静脉口orifice of inferior vena cava，冠状窦口orifice of coronary sinus。

（2）出口：右房室口 right atrioventricular orifice。

2. 右心室 right ventricle（图10-4）

（1）入口：右房室口 right atrioventricular orifice。

（2）出口：肺动脉口 orifice of pulmonary trunk，室上嵴 supraventricular crest，肉柱 trabeculae carneae，隔缘肉柱 septomarginal trabecula，动脉圆锥 conus arteriosus，三尖瓣复合体 tricuspid complex（三尖瓣环 tricuspid ring、三尖瓣 tricuspid valve、腱索 chordae tendineae、乳头肌 papillary muscles），肺动脉瓣 pulmonary valves。

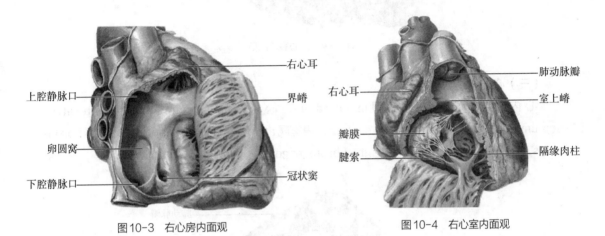

图10-3　右心房内面观　　　　　　　　　图10-4　右心室内面观

3. 左心房 left atrium

（1）入口：肺静脉口 orifices of pulmonary vein。

（2）出口：左房室口 left atrioventricular orifice。

4. 左心室 left ventricle（图10-5）

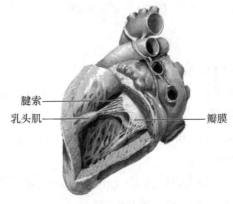

图10-5　左心室内面观

（1）入口：左房室口 left atrioventricular orifice。

（2）出口：主动脉口 aortic orifice，二尖瓣复合体 mitral complex（二尖瓣环 mitral

ring、二尖瓣mitral valve、腱索chordae tendineae、乳头肌papillary muscles），主动脉瓣aortic valve，主动脉窦aortic sinus（图10-6）。

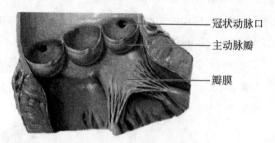

图10-6　左心室流出口

（三）心的构造

心内膜endocardium，心肌myocardium，心外膜epicardium，房间隔interatrial septum，室间隔interventricular septum，房室隔atrioventricular septum，纤维环fibrous rings，左、右纤维三角left and right fibrous trigones（图10-7）。

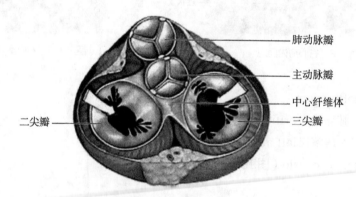

图10-7　心纤维构造

（四）心的血管

1. 心的动脉arteries of the heart

左冠状动脉left coronary artery，前室间支anterior interventricular branch，旋支circumflex branch，右冠状动脉right coronary artery，右缘支right marginal branch，后室间支posterior interventricular branch（图10-1，图10-8）。

2. 心的静脉veins of the heart

冠状窦coronary sinus，心大静脉great cardiac vein，心中静脉middle cardiac vein，心小静脉small cardiac vein（图10-1，图10-9）。

（五）心包

纤维心包fibrous pericardium，浆膜心包serous pericardium，心包腔pericardial cavity

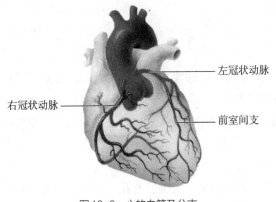

图10-8　心的血管及分支

左冠状动脉

右冠状动脉

前室间支

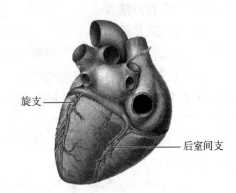

图10-9　心的动脉（膈面）

旋支

后室间支

（图10-10，图10-11）。

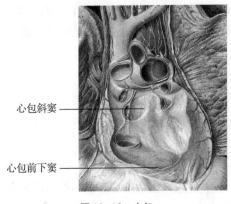

图10-10　心包

心包斜窦

心包前下窦

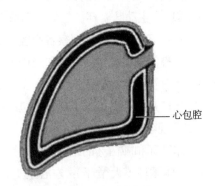

图10-11　心包腔

心包腔

（六）心传导系

窦房结sinuatrial node，结间束internodal tract，房室结atrioventricular node，房室束atrioventricular bundle，左、右束支right and left bundle branches，浦肯野纤维网purkinje network（图10-12）。

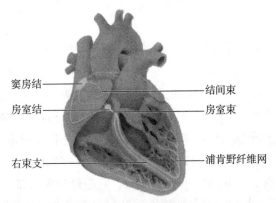

窦房结

房室结

右束支

结间束

房室束

浦肯野纤维网

图10-12　心传导系统

四、实验方法

（一）观察步骤

1. 在模型上观察体循环和肺循环的路径。

2. 在打开胸前壁、打开心包的标本上，原位观察心的大小、位置及毗邻；观察心底和心尖的位置；观察心的长轴与身体前正中线的关系。

3. 在游离的心脏标本和模型上，观察左、右心房和左、右心室4个心腔的位置，观察心的两面、三缘和表面的冠状沟、前室间沟、后室间沟及间沟房4条沟；观察上、下腔静脉在心的注入部位。

4. 在打开心腔的心标本上，观察右心房内的卵圆窝、上腔静脉孔、下腔静脉孔、冠状窦口及右房室口；观察右心室内的室上嵴、隔缘肉柱、三尖瓣以及与其相连的腱索和乳头肌、肺动脉瓣等结构；观察左肺上、下静脉和右肺上、下静脉在左心房的开口；观察二尖瓣及其相连的腱索和乳头肌、主动脉瓣等结构。

5. 在去除左、右心房的心标本上观察心纤维性支架，包括左纤维三角、右纤维三角、肺动脉瓣环、主动脉瓣环、二尖瓣环和三尖瓣环、圆锥韧带、室间隔膜部和瓣膜间隔等。

6. 在心冠状面标本上观察各心腔、房间隔和室间隔。

7. 在心传导系统电动模型和经染色的牛心标本上观察心传导系统。

8. 在血管灌注的心标本上观察左、右冠状动脉及其分支、冠状窦及其属支。

9. 在打开胸腔的标本上观察心包的构成、心包腔、心包横窦、心包斜窦和心包前下窦。

（二）观察方法

1. 体循环和肺循环的路径

（1）体循环（大循环）：左心室（动脉血）→主动脉→主动脉后分支→全身毛细血管→各级静脉→上腔静脉、下腔静脉、心冠状窦→右心房。

（2）肺循环（小循环）：右心室（静脉血）→肺动脉干及其各级分支→肺泡毛细血管→肺静脉及其各级分支→左心房。

理解体循环和肺循环相互连续、同时进行，构成一个完整的循环，即血液循环。比较体循环和肺循环的路程、流经范围和功能，思考二者之间的区别与联系。

2. 心的位置与毗邻　在打开胸前壁和心包的标本上观察心的位置与毗邻结构，心位于胸腔中纵隔内，约三分之二位于正中线的左侧，三分之一位于正中线的右侧。观察和测量心的长轴与身体正中线构成的夹角。

3. 心的外形　把心标本放在正常解剖方位上进行观察。辨认与心相连的大血管，包括主动脉、肺动脉、上腔静脉、下腔静脉、左右肺动脉及冠状窦。心尖：由左心室构成。朝向左前下方，心尖的搏动部位在左侧第5肋间隙锁骨中线内侧1~2 cm处，在活体上找出心尖搏动的部位。心底：朝向右后上方，主要由左心房和小部分的右心房构成。心的胸肋面（前面）：朝向前上方，大部分隔心包被胸膜和肺遮盖，但有一小部分隔心包与胸骨体下部和左侧第4~6肋软骨相邻，找出胸外心按压的正确部位，思考活体上如何确定心内注射的部位及其注意事项。心的膈面（下面）：接近水平位，隔心包与膈相邻。心的表面共有4条沟：冠状沟、前室间沟、后室间沟、后房间沟，各沟内有血管、神经和脂肪填充。前室间沟、后室间沟在心尖右侧会合处稍凹陷,称心尖切迹。冠状沟分隔心室与心房,前、后室间沟分隔左、右心室,后房间沟分隔左、右心房。房室交点:位于后房间沟、后室间沟和冠状沟的交汇处。注意房室交点不是一个十字交点,而是一个区域。

在标本和模型上观察四个心腔的位置及形态结构:右心室是最前方的心腔;右心房是最靠右侧的心腔;左半心位于右半心的左后方;左心室是最靠左侧的心腔(室壁最厚);左心房是最后方的心腔,体会四个心腔互相之间的位置关系。

(1)右心房:在心右缘的上方和下方找到上腔静脉和下腔静脉,辨认上腔静脉口和下腔静脉口的位置,连于二者之间位于心表面的浅沟即为界沟。以界沟为界,右心房分为前部固有心房和后部的腔静脉窦。观察固有心房的结构,找到遮于主动脉根部前面突出的右心耳,然后翻开右心房,观察右心房腔面的界嵴,该结构与心表面的界沟相对应。观察右心房腔面的结构特点,以界嵴为界分为前面的粗糙区和后面的光滑区,分别为固有心房和腔静脉窦。在固有心房的腔面,由界嵴向前延伸出梳状肌,止于右房室口,右房室口通向右心室。在腔静脉窦内寻找右心房的三个入口,上腔静脉口、下腔静脉口和冠状窦口,注意观察冠状窦口的后缘是否有冠状窦瓣存在。腔静脉窦的内侧壁为房间隔,观察其前上部的主动脉隆凸和下部的卵圆窝,理解卵圆窝的形成及临床意义,思考房间隔缺损好发于此处的原因。

(2)右心室:先在右心室腔面找出室上嵴,右心室腔以室上嵴为标志分为流入道(窦部)和流出道(漏斗部)。心室腔有许多纵横交错的肌性隆起即肉柱。辨认在内侧壁(室间隔)上较大的隔缘肉柱(节制索)及呈乳头状隆起的肉柱即乳头肌,探查前、后、隔侧乳头肌。右心室流入道的入口为右房室口,在右房室口的周围触摸到三尖瓣环,该结构手感较硬,呈索条状。三尖瓣基底附着于三尖瓣环,瓣膜游离垂入心室腔,被三个切迹分为前尖、后尖和隔侧尖,在三尖瓣的游离缘有腱索与三组乳头肌相连。三尖瓣环、瓣尖、腱索和乳头肌合称三尖瓣复合体,牵拉腱索观察瓣膜及瓣环的变化,体会由三尖瓣环、瓣膜、腱索和乳头肌形成的三尖瓣复合体的作用(保证血液从右心房到右心室的单向流动),理解其功能及临床意义。右心室流出道(动脉圆锥)出口为肺动脉口,观察肺动脉口的形态结构,在肺动脉的内壁上寻找肺动脉瓣,共有三个,外形呈半月状,贴于肺动脉的内壁上,注意观察其形态并体会其作用(保证血液从右心室到肺动脉的单向流动),理解其功能意义。查看肺动脉瓣与肺动脉壁之间的肺动脉窦。

(3)左心房:在左心房表面寻找左心耳,突向左前方,覆盖于肺动脉干根部左侧及冠状沟前部,观察其外形。思考左心耳为临床心外科最常用手术入路的原因。找出左心房的四个入口,左上、下肺静脉口,右上、下肺静脉口。前下方的出口为左房室口,通左心室。

(4)左心室:观察并比较左、右心室室壁的厚度,理解这种差异的功能意义。观察左心室腔面的肉柱形态。在左心室腔面寻找乳头肌,共有两组,前乳头肌和后乳头肌。左心室流入道的入口为左房室口,在左房室口周围触摸二尖瓣环,并寻找二尖瓣和腱索,观察二尖瓣复合体(包括二尖瓣环、瓣叶、腱索和乳头肌)的形态,牵拉腱索,体会由二尖瓣环、瓣膜、腱索和乳头肌形成的二尖瓣复合体的作用(保证血液从左心房到左心室的单向流动),理解其功能及临床意义。左心室流出道(主动脉前庭)的出口为主动脉口,观察三个主动脉瓣的形态，与肺动脉瓣进行比较，注意与主动脉瓣相对应的主动脉壁略向外膨出，这点与肺动脉瓣不同。结合观察情况体会主动脉瓣的作用（保证血液从左心室向主动脉的单向流动）。观察主动脉瓣与主动脉壁之间的主动脉窦，在其中两个主动脉窦的壁上找出左、右冠状动脉的开口，注意两个冠状动脉的开口均位于主动脉瓣游离缘以上，这个特点对保证心肌有充分的血供十分重要，理解其功能意义。结合功能，比较左、右心室在形态结构上的差异。

在完整的游离心标本上，将水分别注入左、右心房或左、右心室后，挤压各心房或心室，观察心腔内水的流向，理解血液在心腔内的流动及瓣膜的作用，思考保证血液在心腔内正常流动的结构有哪些；若心瓣膜狭窄或关闭不全对血液有何影响。

4. 心的构造

（1）心纤维性支架（心纤维骨骼）：在左、右房室口及主动脉口、肺动脉口周围触摸并确认四个瓣纤维环，肺动脉瓣环、主动脉瓣环、二尖瓣环、三尖瓣环。然后在二尖瓣环、三尖瓣环与主动脉后瓣环之间找出并触摸右纤维三角（中心纤维体），在主动脉左瓣环和二尖瓣环之间找出并触摸左纤维三角。观察这些结构的位置，理解其作用。

（2）心壁：在标本上观察心内膜和心包脏层（心外膜），重点观察心内膜形成的瓣膜。在心肌标本上，观察心肌层心肌纤维的走行方向，心房肌与心室肌的关系，探查二者的附着部位。理解心肌的作用，思考心房与心室不同时收缩的原因。

（3）心间隔：在左、右心房打开的游离心标本上，触摸左右心房之间的房间隔，注意房间隔下部较薄的卵圆窝，理解卵圆窝的形成及临床意义。在左、右心室之间触摸观察室间隔（分为膜部和肌部），注意观察房间隔和室间隔的薄弱处（卵圆窝、膜部），理解房间隔和室间隔缺损的原因及临床意义。

在心的冠状切标本上，观察室间隔的位置及构成，室间隔可分为膜部和肌部两部，肌部占室间隔的大部分，位居左、右心室之间；膜部位于房室交界部，其左侧是左心室，右侧下部是右心室、上部是右心房。理解室间隔膜部的形成及临床意义。

5. 心传导系 包括窦房结、结间束、房室交界区、房室束、左束支、右束支及浦肯野纤维网。窦房结是心的正常起搏点，位于上腔静脉和右心房交界处的界沟上三分之一的心外膜下。理解窦房结损伤后的表现及临床上安装起搏器的原理。房室交界区（房室结区）位于Koch三角（由右心房的冠状窦口前内缘、三尖瓣隔侧尖附着缘和Todaro腱围成的三角形区域）内，房室交界区的中央部分是房室结。房室结前端变细穿入中心纤维形成房室束，后者下行在室间隔膜部下缘分为左、右束支，分别布于左、右心室，其末梢的分支交织成Purkinje纤维网。观察心传导系统的位置，理解其功能及临床意义，思考期前收缩、心律失常发生的原因。

6. 心的血管

（1）冠状动脉：在游离心的血管灌注标本或模型上，观察左、右冠状动脉的位置、走行、分支分布。在主动脉干根部的两侧找到左、右冠状动脉。左冠状动脉分为前室间支和左旋支，分别行于前室间沟和左侧冠状沟内。用镊子提起前室间支，观察其向深面至室间隔的分支。右冠状动脉的主干行于右侧冠状沟内，在房室交点附近分为后室间支和右旋支，分别行于后室间沟和冠状沟内。用镊子提起后室间支，探查其向室间隔的分支。根据左、右冠状动脉及其分支的供血区域，理解急性心肌梗死的原因及冠状动脉搭桥手术的解剖学依据。

（2）心的静脉：在游离心的血管灌注标本或模型上，根据动脉的走行、分布来观察静脉及其属支。在心的膈面，左心房与左心室之间的冠状沟内，找到冠状窦。在其左侧端，有心大静脉汇入，追踪其去向，可见该静脉最先行于前室间沟内，然后进入冠状沟，沿心左缘至心膈面汇入冠状窦。在冠状窦的右侧端，有心中静脉沿后室间沟上行汇入，心小静脉则先起自心下缘，然后行于冠状沟内，最后注入冠状窦的右侧端。

7. 心包

观察纤维心包，纤维心包上方包裹出入心的大血管并与外膜相续，下方则附着于膈肌中心腱。打开纤维心包，观察浆膜心包，贴于纤维心包内面的为浆膜心包的壁层，心表面光滑的心外膜为浆膜心包的脏层。探查三个心包窦，心包横窦位于主动脉、肺动脉后方与上腔静脉、左心房前壁之间；心包斜窦位于左心房后壁、左肺静脉、右肺静脉、下腔静脉和心包后壁之间；心包前下窦位于心包腔的前下部，由心包前侧壁移行至下壁所形成。思考活体上如何确定心包穿刺的位置。

五、复习思考题

1. 何谓心脏传导系？
2. 简述窦房结的位置、功能及血供来源。
3. 心脏的各腔有哪些入口、出口及防止血液反流的装置？
4. 供给心营养的血管有哪些？分布范围如何？当心前壁、心膈面及心左缘发生梗死时，是何种血管阻塞造成的？

（王效杰 臧 晋）

数字课程学习

≣ 复习思考题及答案　　✍ 自测题

实 验 报 告

题目：<u>心</u>　　姓名：_____　　学号：_____

一、填图：心的内部构造

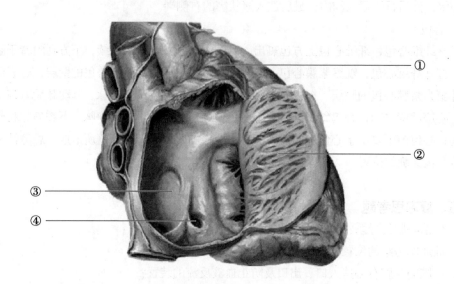

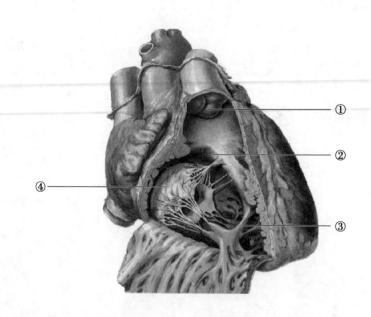

二、**绘图:** 心的外部形态

分数_____   教师签名_____   年 月 日

第二节　动脉、静脉

一、实验目标

1. 熟悉全身动脉的分布特点。

2. 掌握主动脉的起止、行程和分部，升主动脉和主动脉弓的起止位置及分支。

3. 掌握颈总动脉的起止、位置、行程和分支，并了解其体表投影，掌握颈动脉窦和颈动脉小球的形态、位置及功能。

4. 掌握颈内、外动脉的行程及颈外动脉分支及分布范围。

5. 掌握锁骨下动脉、腋动脉、桡动脉、尺动脉的起止、行程和主要分支。

6. 了解掌浅弓、掌深弓的组成及其分支分布和体表投影。

7. 掌握胸主动脉起止、行程和肋间后动脉的行程及分支，并了解支气管动脉和食管动脉的起止和走行。

8. 掌握腹主动脉起止、行程和分支。其主要分支腹腔干、肠系膜上动脉、肠系膜下动脉的各级分支和分布。

9. 掌握肾动脉、精索内动脉（或卵巢动脉）行程。并了解腰动脉、肾上腺动脉、膈下动脉的分布范围。

10. 掌握髂总动脉，髂内、外动脉的起止行程及腹壁下动脉的走行。

11. 掌握子宫动脉与输尿管的位置关系。

12. 掌握股动脉，胫前、后动脉和足背动脉的起止、行程、分布及主要分支。

13. 了解腹壁浅动脉、旋髂浅动脉、阴部外动脉的走行及分布。

14. 了解肺静脉的分支。

15. 掌握上、下腔静脉，髂总静脉的组成和起止、行程。

16. 掌握颈内静脉，锁骨下静脉，髂内静脉和髂外静脉的起止、行程和属支。

17. 掌握颈外静脉、头静脉、贵要静脉、肘正中静脉、大隐静脉、小隐静脉的走行和临床意义。

18. 了解上肢深静脉、奇静脉、半奇静脉的收集范围和走行。

19. 掌握肝门静脉的特点、组成、行程、属支。

二、实验教具

1. 观察升主动脉和主动脉弓及其分支的纵隔标本。

2. 连于胸腔的颈部血管。头颈部动脉包括甲状腺上动脉、枕动脉、舌动脉、面动脉、颞浅动脉、上颌动脉、眶下动脉、脑膜中动脉和咽升动脉的标本。

3. 锁骨下动脉及其分支的标本。

4. 腋动脉、肱动脉、桡动脉和尺动脉及其分支标本。

5. 显示胸主动脉的后纵隔标本和模型。

6. 显示肋间后动脉标本。

7. 显示支气管动脉、食管动脉标本。

8. 显示腹主动脉及其分支，包括腹腔干和肠系膜上、下动脉的标本和模型。

9. 盆腔动脉标本（整个骨盆的动脉标本和矢状断骨盆的动脉标本）。

10. 下肢动脉的标本。

11. 足背和足底动脉的标本。

12. 主动脉、主动脉弓及其分支、颈总动脉、颈内动脉、颈外动脉及其分支、面部和颈部浅、深动脉挂图。锁骨下动脉及其分支、椎动脉、胸廓内动脉、腋动脉、肱动脉、桡尺动脉、掌浅弓及掌深弓等挂图。

13. 纵隔标本（观察上腔静脉、无名静脉和颈内静脉）

14. 奇静脉与半奇静脉标本，头颈部静脉标本，上肢浅、深静标本，下腔静脉及髂总静脉标本。

15. 观察腹、盆腔的静脉标本，显示门静脉、脾静脉、肠系膜上、肠系膜下静脉等结构。

16. 上、下腔静脉挂图，头颈部静脉、奇静脉与半奇静脉、下腔静脉、盆腔静脉、下肢浅静脉、门静脉及上、下腔静脉吻合支等挂图。

三、实验内容

（一）动脉

1. 肺动脉干 pulmonary trunk

左、右肺动脉 right and left pulmonary arteries（图10-13），动脉韧带 arterial ligament。

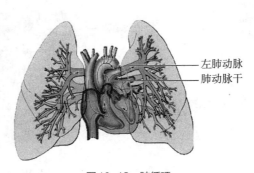

图10-13　肺循环

2. 主动脉 aorta

升主动脉 ascending aorta，主动脉弓 aortic arch（头臂干 brachiocephalic trunk、左颈总动脉 left common carotid artery、左锁骨下动脉 left subclavian artery），降主动脉 descending aorta（胸主动脉 thoracic aorta、腹主动脉 abdominal aorta、髂总动脉 common iliac artery）（图10-14）。

（1）颈总动脉 common carotid artery：颈内、外动脉 internal and external carotid arteries，颈动脉窦 carotid sinus，颈动脉小球 carotid glomus，颈外动脉 external carotid artery（甲状腺上动脉 superior thyroid artery、舌动脉 lingual artery、面动脉 facial artery、枕动脉 occipital artery、耳后动脉 posterior auricular artery、上颌动脉 maxillary

127

artery、脑膜中动脉middle meningeal artery、颞浅动脉superficial temporal artery）（图10-15，图10-16）。

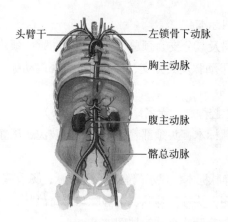

图10-14 主动脉分支

头臂干——左锁骨下动脉
胸主动脉
腹主动脉
髂总动脉

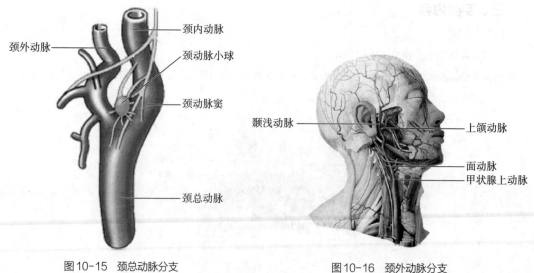

颈外动脉——颈内动脉
颈动脉小球
颈动脉窦
颈总动脉

图10-15 颈总动脉分支

颞浅动脉——上颌动脉
面动脉
甲状腺上动脉

图10-16 颈外动脉分支

（2）锁骨下动脉subclavian artery：椎动脉vertebral artery，胸廓内动脉internal thoracic artery，甲状颈干thyrocervical trunk，甲状腺下动脉inferior thyroid artery，腋动脉axillary artery（图10-17），肱动脉brachial artery，肱深动脉deep brachial artery（图10-18），桡动脉radial artery，掌浅支superficial palmar branch，拇主要动脉principal artery of thumb，尺动脉ulnar artery，骨间总动脉common interosseous artery，掌深支deep palmar branch，掌浅弓superficial palmar arch，掌深弓deep palmar arch（图10-19～图10-21）。

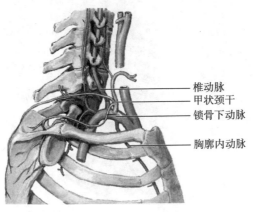

图10-17　锁骨下动脉分支

椎动脉
甲状颈干
锁骨下动脉
胸廓内动脉

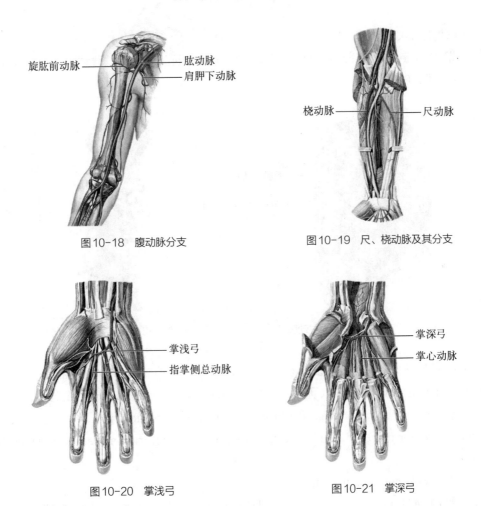

旋肱前动脉　　　肱动脉
　　　　　　肩胛下动脉

图10-18　腹动脉分支

桡动脉　　　尺动脉

图10-19　尺、桡动脉及其分支

掌浅弓
指掌侧总动脉

图10-20　掌浅弓

掌深弓
掌心动脉

图10-21　掌深弓

（3）胸主动脉thoracic aorta：肋间后动脉posterior intercostal artery，肋下动脉subcostal artery（图10-22）。

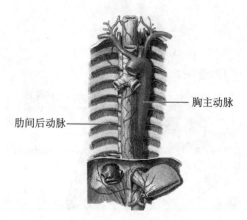

图10-22　胸主动脉及其分支

（4）腹主动脉abdominal aorta

1）壁支parietal branches：膈下动脉，inferior phrenic artery，腰动脉lumbar artery（图10-23，图10-24）。

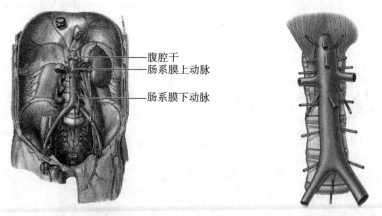

图10-23　腹主动脉　　　　　　　　　图10-24　腹腔干及其分支

2）成对脏支paired visceral branches：①肾上腺中动脉middle suprarenal artery，②肾动脉renal artery，③睾丸（卵巢）动脉testicular（ovarian）artery（图10-23）。

3）不成对脏支unpaired visceral branches：①腹腔干celiac trunk，②肠系膜上动脉superior mesenteric artery（图10-25），③肠系膜下动脉inferior mesenteric artery（图10-26）。

（5）髂总动脉common iliac artery

1）髂内动脉internal iliac artery：①壁支parietal branches：闭孔动脉obturator artery，臀上、下动脉superior and inferior gluteal artery，②脏支visceral branches：膀胱上、下动脉superior and inferior vesical artery，子宫动脉uterine artery，直肠下动脉inferior rectal artery，阴部内动脉internal pudendal artery（图10-27~图10-29）。

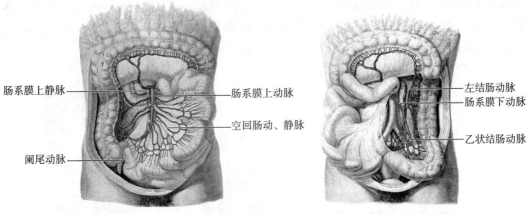

图 10-25 肠系统上动脉　　　　　图 10-26 肠系膜下动脉

图 10-25 标注：肠系膜上静脉、阑尾动脉、肠系膜上动脉、空回肠动、静脉

图 10-26 标注：左结肠动脉、肠系膜下动脉、乙状结肠动脉

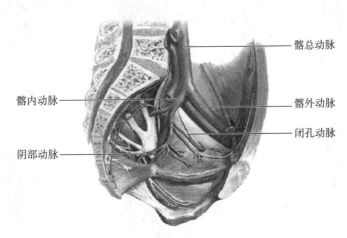

图 10-27 髂总动脉

标注：髂总动脉、髂内动脉、髂外动脉、闭孔动脉、阴部动脉

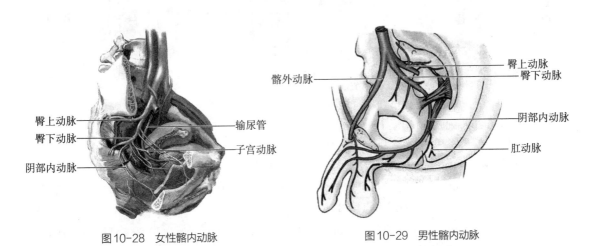

图 10-28 女性髂内动脉　　　　　图 10-29 男性髂内动脉

图 10-28 标注：臀上动脉、臀下动脉、阴部内动脉、输尿管、子宫动脉

图 10-29 标注：髂外动脉、臀上动脉、臀下动脉、阴部内动脉、肛动脉

2）髂外动脉external iliac artery：腹壁下动脉inferior epigastric artery（图
10-30），股动脉femoral artery［股深动脉deep femoral artery（图10-31），腘动脉

popliteal artery，胫后动脉posterior tibial artery（腓动脉peroneal artery、足底内、外侧动脉medial and lateral plantar artery）（图10-32，图10-33），胫前动脉anterior tibial artery，足背动脉dorsal artery of foot（图10-34，图10-35）]。

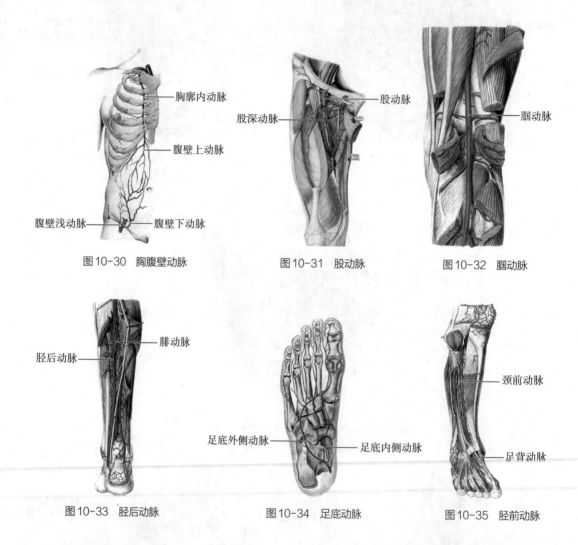

图10-30　胸腹壁动脉　　　　图10-31　股动脉　　　　图10-32　腘动脉

图10-33　胫后动脉　　　　图10-34　足底动脉　　　　图10-35　胫前动脉

（二）静脉

1. 上腔静脉系superior vena cava system

上腔静脉superior vena cava，左、右头臂静脉left and right brachiocephalic veins，静脉角venous angle，颈内静脉internal jugular vein，锁骨下静脉subclavian vein（图10-36），奇静脉azygos vein（图10-37）。

（1）头部head：面静脉facial vein，内眦静脉angular vein，颞浅静脉superficial temporal vein，上颌静脉maxillary vein（图10-38）。

（2）颈部neck：颈内静脉internal jugular vein，颈外静脉external jugular vein（图10-39）。

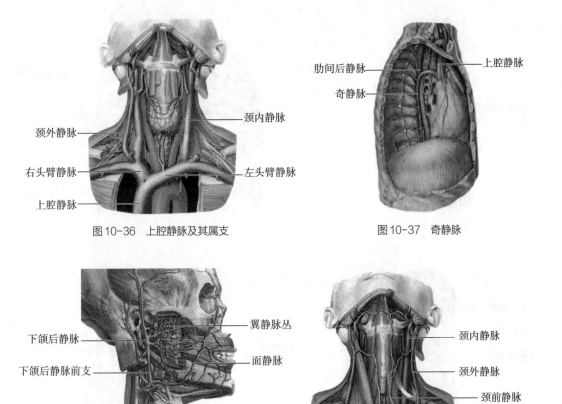

图10-36　上腔静脉及其属支

肋间后静脉
奇静脉
上腔静脉

图10-37　奇静脉

颈内静脉
颈外静脉
右头臂静脉
上腔静脉
左头臂静脉

翼静脉丛
下颌后静脉
下颌后静脉前支
面静脉
颈内静脉

图10-38　颈内静脉及其属支

颈内静脉
颈外静脉
颈前静脉
颈前静脉弓

图10-39　颈部浅层静脉

（3）上肢upper limb：锁骨下静脉subclavian vein，头静脉cephalic vein，贵要静脉basilic vein，肘正中静脉median cubital vein（图10-40）。

（4）胸部thorax：奇静脉azygos vein，半奇静脉hemiazygos vein，副半奇静脉accessory hemiazygos vein，肋间后静脉posterior intercostal vein，肋下静脉subcostal vein（图10-41）。

2. 下腔静脉系inferior vena cava system

下腔静脉inferior vena cava（图10-42）

（1）盆部pelvis：髂内静脉internal iliac vein，髂外静脉external iliac vein，髂总静脉common iliac vein（图10-43）。

（2）下肢lower limb：股静脉femoral vein，大隐静脉great saphenous vein（股内侧浅静脉superficial medial femoral vein、股外侧浅静脉superficial lateral femoral vein、阴部外静脉external pudendal vein、腹壁浅静脉superficial epigastric vein、旋髂浅静脉superficial iliac circumflex vein），小隐静脉small saphenous vein（图10-44，图10-45）。

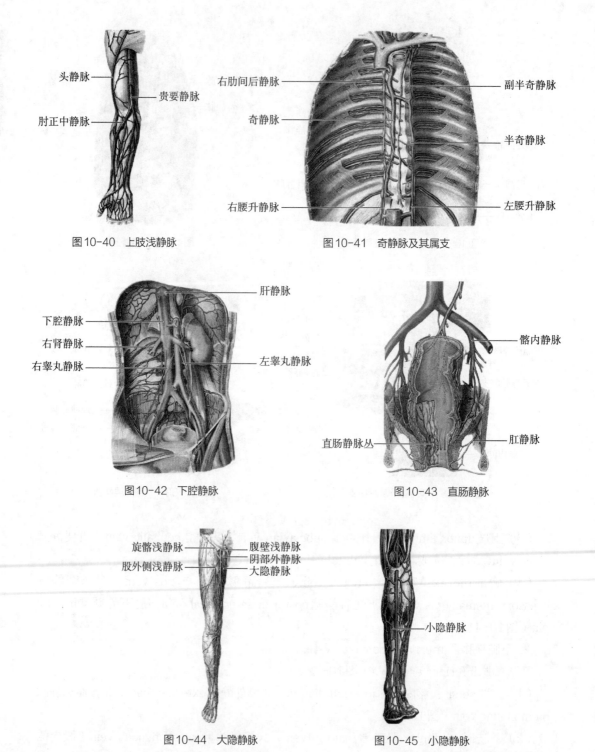

图10-40　上肢浅静脉

图10-41　奇静脉及其属支

头静脉
贵要静脉
肘正中静脉

右肋间后静脉
奇静脉
右腰升静脉
副半奇静脉
半奇静脉
左腰升静脉

图10-42　下腔静脉

肝静脉
下腔静脉
右肾静脉
右睾丸静脉
左睾丸静脉

图10-43　直肠静脉

髂内静脉
直肠静脉丛
肛静脉

图10-44　大隐静脉

旋髂浅静脉
股外侧浅静脉
腹壁浅静脉
阴部外静脉
大隐静脉

图10-45　小隐静脉

小隐静脉

（3）腹部abdomen：膈下静脉inferior phrenic vein，腰静脉lumbar vein，左、右肾静脉right and left renal vein，右肾上腺静脉right suprarenal vein，右睾丸或卵巢静脉right testicular or ovarian vein，肝静脉hepatic vein（图10-46），肝门静脉hepatic portal vein，肝门静脉属支tributaries of hepatic portal vein（肠系膜上静脉superior mesenteric vein、肠系膜下静脉inferior mesenteric vein、脾静脉splenic vein、胃左静脉left gastric vein、胃右静脉right gastric vein、胆囊静脉cystic vein、附脐静脉paraumbilical vein）（图10-47）。

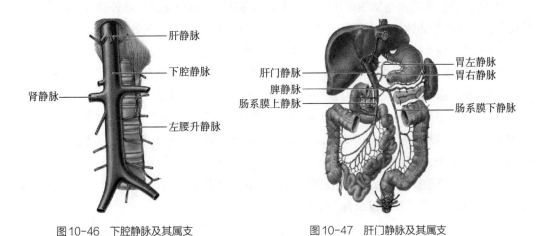

图10-46　下腔静脉及其属支　　　　　　图10-47　肝门静脉及其属支

四、实验方法

（一）观察步骤

1. 动脉

（1）在主动脉及其分支标本上观察升主动脉，主动脉弓（头臂干、左颈总动脉和左锁骨下动脉），降主动脉，腹主动脉。

（2）在头颈部的动脉标本上观察颈总动脉、颈内动脉、颈外动脉、甲状腺上动脉、舌动脉、面动脉、颞浅动脉、上颌动脉、脑膜中动脉、枕动脉、耳后动脉。

（3）在锁骨下动脉标本上观察椎动脉、胸廓内动脉、腹壁上动脉、甲状颈干、甲状腺上动脉、甲状腺下动脉、肩胛上动脉。

（4）在腋动脉和肱动脉的标本上观察胸骨峰动脉、胸外侧动脉、肩胛下动脉、胸背动脉、旋肩胛动脉、旋肱后动脉、肱动脉、肱深动脉。

（5）在上肢的动脉标本上观察肱动脉、肱深动脉、桡动脉、尺动脉、骨间总动脉、桡动脉、掌浅支、拇主要动脉、尺动脉、骨间总动脉、掌深支。

（6）在掌深弓和掌浅弓及其分支标本上观察掌深弓、掌浅弓、掌心动脉、拇主要动脉、指掌侧总动脉、指掌侧固有动脉。

（7）在胸、腹部后壁的动脉标本和胸部的动脉标本及模型上观察胸主动脉的行程及其分支情况，肋间后动脉在肋间隙内的走行部位、分支和分布。

（8）在腹部的动脉标本及腹腔动脉配布模型上观察腹主动脉、膈下动脉、肾上腺上动脉、肾上腺中动脉、肾动脉、肾上腺下动脉、腰动脉、髂总动脉、睾丸（卵巢）动脉。

（9）在腹部的动脉标本及腹腔动脉配布模型上观察腹腔干及其分支：胃左动脉、肝总动脉、肝固有动脉、胆囊动脉、胃右动脉、胃十二指肠动脉、胃网膜右动脉、胰十二指肠上动脉、脾动脉、胃短动脉、胃网膜左动脉。肠系膜上动脉及其分支：肠系膜上动脉、胰十二指肠下动脉、空肠动脉、回肠动脉、动脉弓、回结肠动脉、阑尾动脉、右结肠动脉、中结肠动脉、边缘动脉。肠系膜下动脉及其分支：肠系膜下动脉、左结肠动脉、乙状结肠动脉、直肠上动脉。

（10）在男性盆部的动脉模型和标本上观察髂总动脉、髂内动脉、髂外动脉、闭孔动脉、髂腰动脉、骶外侧动脉、臀上动脉、臀下动脉、膀胱上动脉、膀胱下动脉、直肠下动脉。

（11）在女性盆腔正中矢状面标本和模型上观察膀胱上动脉、膀胱下动脉、直肠下动脉、子宫动脉及阴部内动脉，注意子宫动脉在子宫颈的两侧跨过输尿管的前方。

（12）在盆部动脉标本上观察肛动脉、会阴动脉、阴茎背动脉。

（13）在盆腔及下肢的动脉标本上观察髂外动脉、腹壁下动脉、股动脉、股深动脉、旋股内侧动脉、旋股外侧动脉、穿动脉、腘动脉、胫后动脉、足底内侧动脉、足底外侧动脉、腓动脉、胫前动脉、足背动脉。

（14）在下肢动脉标本上观察足底内侧动脉、足底外侧动脉、足底深弓、趾足底总动脉、趾足底固有动脉、足底深动脉、跖背动脉、趾背动脉。

2. 静脉

（1）在头颈部标本及模型上观察面静脉、下颌后静脉、颈外静脉、颈内静脉、锁骨下静脉。

（2）在上肢浅静脉标本和模型上观察手背静脉网、头静脉、贵要静脉、肘正中静脉。

（3）在全身静脉标本和模型上观察头臂静脉、奇静脉、半奇静脉、副半奇静脉、髂外静脉、髂内静脉、髂总静脉、肾静脉、肾上腺静脉、腰静脉、膈下静脉、睾丸静脉。

（4）在下肢浅静脉标本和模型上观察小隐静脉、大隐静脉、股内侧静脉、股外侧静脉、阴部外静脉、腹壁浅静脉和旋髂浅静脉。

（5）在肝门静脉属支模型和标本上观察肝门静脉的组成及与上、下腔静脉的交通。

（二）观察方法

1. 动脉

（1）主动脉：主动脉是体循环的动脉主干，从左心室发出，起始段为升主动脉，向右前上方斜行达右侧第2胸肋关节高度移行为主动脉弓，弯向左后方，至第4胸椎体下缘移行为胸主动脉，穿膈的主动脉裂孔移行为腹主动脉，探查升主动脉侧壁上发出的左右冠状动脉，主动脉弓凸侧发出的头臂干，左颈总动脉，左锁骨下动脉。

（2）头颈部的动脉：颈总动脉是头颈部的动脉主干，左颈总动脉起自主动脉弓，右颈总动脉起自头臂干。两侧的颈总动脉上行至甲状软骨上缘高度，分为颈内动脉和颈外动脉。在头颈部动脉标本及模型上观察左、右颈总动脉，颈内动脉和颈外动脉。

（3）颈内动脉：在颈部无分支，垂直上行至颅底入颅腔。

（4）颈外动脉：起始位于颈内动脉的前内侧，后经其前方转至外侧，上行穿腮腺至下颌颈后分为颞浅动脉和上颌动脉两个终支。颈外动脉共有八条分支，寻找、辨认甲状腺上动脉，舌动脉，面动脉，颞浅动脉，上颌动脉，枕动脉，耳后动脉等颈外动脉的分支。甲状腺上动脉是颈外动脉发出的第一个分支，发出后向下行走分布于甲状腺上段；舌动脉在平舌骨大角处发自颈外动脉；面动脉平下颌角高度起始，向前经下颌下腺深面，于咬肌前缘绕下颌骨下缘至面部；颞浅动脉在外耳门前方上行至颞部皮下；上颌动脉在翼内、翼外肌之间向前内入翼腭窝，重点寻找在下颌颈深面发出向上的脑膜中动脉，探查其经棘孔进入颅腔处。枕动脉和耳后动脉从颈外动脉后壁发出。

（5）上肢动脉：锁骨下动脉，左侧其自主动脉弓，右侧起自头臂干，均经胸锁关节的后方斜向外行至颈根部，穿斜角肌间隙，至第一肋外侧缘续为腋动脉。在胸部及上肢的动脉标本观察锁骨下动脉，腋动脉，肱动脉，尺动脉和桡动脉等上肢动脉主干的延续关系，并探查椎动脉，胸廓内动脉，甲状颈干等锁骨下动脉的分支，寻找、辨认甲状腺下动脉。腋动脉：在第一肋的外侧缘续于锁骨下动脉，至背阔肌下缘处移行为肱动脉。寻找、辨认胸骨峰动脉，胸外侧动脉，肩胛下动脉，旋肱后动脉，旋肱前动脉等腋动脉的分支，注意旋肱后动脉穿四边孔，绕肱骨外科颈至三角肌深面。肱动脉：在上肢标本上，沿肱二头肌内侧沟下降的即肱动脉，至桡骨颈高度分为内测的尺动脉和外侧的桡动脉；肱动脉的最重要分支是肱深动脉，伴桡神经沿桡神经沟下行，分支营养肱三头肌和肱骨。桡动脉和尺动脉：桡动脉于前臂外侧下降，先经肱桡肌和旋前圆肌之间，继而在肱桡肌腱与桡侧腕屈肌腱之间下行，绕桡骨茎突，经腕部斜过拇长展肌和拇短伸肌腱深面转至手背，穿第1掌骨间隙入手掌。可在肱桡肌深面的肱桡肌腱与桡侧腕屈肌腱之间寻找桡动脉。探查桡动脉主要分支包括掌浅支，拇主要动脉。尺动脉在前臂内侧，沿尺侧腕屈肌与指浅屈肌之间下行，可在前臂浅、深层肌间的尺侧腕屈肌深面寻找，尺动脉在豌豆骨桡侧经腕掌侧韧带与腕横韧带间达手掌，主要分支有骨间总动脉和掌深支。在尺动脉起始部的下方寻找骨间总动脉，探查沿骨间膜前后下降的骨间前、后动脉。掌浅弓和掌深弓：掌浅弓位于掌腱膜深面，由桡动脉掌浅支和尺动脉末端吻合而成：弓的凸侧约平掌骨中部，探查掌浅弓发出的指掌侧总动脉和小指尺掌侧动脉。掌深弓：位于指伸屈肌腱的深面，由桡动脉末端和尺动脉掌深支吻合而成，可在平腕掌关节高度的高等寻找，探查掌心动脉。

（6）胸主动脉：胸部的动脉主干，位于胸腔后纵隔内，在第4胸椎左侧续于主动脉弓，其从脊柱左侧逐渐转向其前方，到第10胸椎穿膈的主动脉裂孔移行于腹主动脉。利用胸、腹部后壁的动脉标本和胸部的动脉标本及模型，观察胸主动脉的行程及肋间后动脉在肋间隙内的走行部位，特别注意其在胸前外侧壁和胸后壁的区别。

（7）腹主动脉：腹部动脉主干，下行至第4腰椎体下缘处分为左、右髂总动脉。腹主动脉的分支包括壁支和脏支：壁支利用胸、腹后壁的动脉标本及模型与盆部的动脉标本及模型，观察膈下动脉，腰动脉及骶正中动脉等腹主动脉的壁支。在主动脉裂孔下方，寻找位于膈下面的膈下动脉，注意观察自膈下动脉发出至肾上腺的肾上腺上动脉；腰动脉起自腹主动脉的后外侧壁，每侧4条；骶正中动脉发自腹主动脉分叉处。脏支：成对：包括肾动脉、肾上腺中动脉和睾丸动脉。肾动脉约平第1~2腰椎椎间盘高度起于腹主动脉，横行向外至肾门入肾，入肾门前发出肾上腺下动脉，观察有无副肾动脉；肾上腺中动脉平第1腰椎高度起自腹主动脉，可在肾动脉发出部位的上方寻找，观察其行程及入肾上腺的部位；在肾动脉发出部位的下方辨认睾丸动脉或卵巢动脉，睾丸动脉穿经腹股沟管入阴囊，卵巢动脉经卵巢悬韧带下行入盆腔。不成对：包括腹腔干、肠系膜上动脉和肠系膜下动脉。腹腔干：为主动脉裂孔下方的短粗动脉干即为腹腔干，迅即分为胃左动脉、肝总动脉和脾动脉。胃左动脉沿胃小弯向右行，可在胃小弯左侧辨认。肝总动脉向右行进入肝十二指肠韧带，可在肝十二指肠韧带下端辨认肝总动脉主干及其发出的肝固有动脉和胃十二指肠动脉，沿肝十二指肠韧带向上观察肝固有动脉及其发出的胃右动脉、肝左支和肝右支，在胆囊三角内探查胆囊动脉，在胃小弯的右侧观察胃右动脉和胃左动脉的吻合情况。将胃和十二指肠翻起观察胃十二指肠动脉和脾动脉。脾动脉沿胰上缘左行至脾门，可在胰的上缘寻找脾动脉。肠系膜下动脉：约平第3腰椎高度发自腹主动脉前壁，行向左下方至乙状结肠系膜。并在此探查左结肠动脉、乙状结肠动脉和直肠上动脉。

髂总动脉由腹主动脉分出后，沿腰大肌的内侧下行至骶髂关节处分为髂内动脉和髂外动脉。

1）髂内动脉：为一短干，沿盆腔侧壁下行入盆腔。分为壁支和脏支。①壁支：包括闭孔动脉、髂腰动脉、骶外侧动脉、臀上动脉和臀下动脉。重点观察闭孔动脉、髂腰动脉、骶外侧动脉、臀上动脉和臀下动脉，闭孔动脉穿闭孔膜至大腿内侧，可在闭孔上部的闭膜管处寻找；臀上动脉和臀下动脉可分别在梨状肌的上、下缘处寻找。②脏支：包括膀胱上动脉、膀胱下动脉、直肠下动脉、子宫动脉及阴部内动脉。在盆腔正中矢状面标本和模型上观察各个动脉分布与相应脏器周围。注意子宫动脉在子宫颈旁2.5 cm处从输尿管的前方与之交叉。注意阴部内动脉的走行。

2）髂外动脉：沿腰大肌的内侧下行，经腹股沟韧带中点的深面，至股前部移行为股动脉。在盆腔及其下肢的动脉标本上探查髂外动脉、股动脉、腘动脉、胫前动脉和胫后动脉等下肢动脉主干的延续关系，探查髂外动脉的分支腹壁下动脉和旋髂深动脉。①股动脉：为髂外动脉的直接延续，在股三角和收肌管内查看股动脉，注意观察其与股静脉的位置关系，理解股静脉穿刺的寻找股静脉的方法：在腹股沟中点的下方2～5 cm处寻找股动脉的旋股内侧动脉、旋股外侧动脉和穿动脉。②腘动脉：腘动脉在腘窝深部下行，至腘肌下缘分为胫前动脉和胫后动脉，在标本上观察股动脉与腘静脉、胫神经的位置关系。③胫后动脉：为腘动脉的直接延续，沿小腿浅、深层肌间下行，经内踝后方穿踝管至足底。探查胫后动脉的分支腓动脉发起的部位及行程。④胫前动脉：由腘动脉发出后，穿小腿骨间膜至小腿前面，在小腿前群肌间下行，经踝关节前方移行为足背动脉，在小腿前群肌间可寻找到胫前动脉。

2. 静脉

（1）肺循环的静脉：在游离的心肺标本上，观察连于肺门与左心房的左肺上、下静脉和右肺上、下静脉，四条静脉均引流肺内动脉血注入左心房。

（2）体循环的静脉：由开口于右心房的三个静脉系组成，包括上腔静脉系、心静脉系和下腔静脉系。

1）上腔静脉系：①头颈部静脉：在头颈部静脉标本上观察面静脉，面静脉和面动脉伴行，位于其后方。观察面部的"危险三角"，理解面静脉的特点和交通。翼静脉丛汇合为上颌静脉，在腮腺内与颞浅动脉合成下颌后静脉。下颌后静脉后支与耳后静脉、枕静脉汇合成颈外静脉，经胸锁乳突肌表面向下至锁骨下静脉或颈内静脉；下颌后静脉前支与面静脉汇合后注入颈内静脉。颈内静脉在颈动脉鞘内和颈内动脉、颈总动脉伴行，最后与锁骨下静脉汇合成头臂静脉。②上肢静脉：在游离上肢浅静脉标本上，在胸大肌三角肌间沟内寻找头静脉，向下观察其行程及起始部；在臂中部内侧观察贵要静脉；在肘关节前方辨认肘正中静脉；于前臂前面寻找前臂正中静脉，理解手背静脉网及上肢浅静脉在临床上的应用。在游离上肢深静脉标本上，观察尺静脉、桡静脉和肱静脉，它们均与相应动脉伴行。上肢静脉血经腋静脉、锁骨下静脉与颈内静脉汇合成头臂静脉。观察颈内静脉与锁骨下静脉在胸锁关节后方汇合处形成的静脉角。③胸部静脉：在胸部静脉的标本上，观察脊柱右侧的奇静脉，左侧的半奇静脉和副半奇静脉，观察其起始、收纳和注入部位。奇静脉在右膈脚处起自右腰升静脉，在食管后方和胸主动脉右侧上行，至第4胸椎体高度向前勾绕右肺根上方，注入上腔静脉，沿途收集右侧肋间后静脉、食管静脉、支气管静脉和半奇静脉的血液。奇静脉是沟通上腔静脉系和下腔静脉系的重要通道之一。半奇静脉在左膈脚处起自左腰升静脉，沿胸椎体左侧上行，约达第8胸椎体高度向右跨越脊柱，注入奇静脉，收集左侧下部肋间后静脉、食管静脉和副半奇静脉的血液。副半奇静脉沿胸椎体左侧下行，注入半奇静脉或奇静脉，收集左侧上部肋间后静脉的血液。注意观察奇静脉勾绕右肺根上方注入上腔静脉处；查看左、右头臂静脉汇合成上腔静脉的位置；探查上腔静脉注入右心房的部位。

2）心静脉系：由心大、中、小静脉汇合成冠状窦开口于右心房。

3）下腔静脉系：①下肢静脉：在下肢浅静脉的标本上，在内踝前方寻找大隐静脉，向下追踪至起始的足背静脉弓，大隐静脉向上沿小腿内侧面、膝关节内后方、大腿内侧面，至耻骨结节外下方穿过隐静脉裂孔，注入股静脉；在注入股静脉前，观察大隐静脉的5个主要属支：内上方的腹壁浅静脉、外上方的旋髂静脉、外下方的股外侧浅静脉、内下方的股内侧浅静脉及内侧横行的阴部外静脉。在外踝后方观察小隐静脉，经小腿后面上行至腘窝下脚处穿深筋膜注入腘静脉。在下肢深静脉标本上，观察胫前静脉、胫后静脉、腘静脉、股静脉和髂外静脉。②盆会阴部静脉：在盆会阴正中矢状面标本上，根据髂内动脉的分支观察髂内静脉的属支。髂内静脉的属支与同名动脉伴行。盆内脏器的静脉在器官壁内或表面形成丰富的静脉丛。髂内静脉和髂外静脉汇合成髂总静脉。③腹部静脉：在整尸标本上，观察脊柱右侧的下腔静脉，由左、右髂总静脉于第5腰椎右前方汇合而成，向上沿腹主动脉右侧，脊柱右前方，肝的腔静脉沟，穿膈的腔静脉孔进入胸腔，再穿纤维心包注入右心房。下腔静脉的属支分壁支和脏支，其壁支包括膈下静脉和腰静脉，与相应动脉伴行，各腰静脉之间的纵支连成腰升静脉，左、右腰升静脉向上分别续为半奇静脉和奇静脉，向下与髂总静脉和髂腰静脉交通；其脏支有肾静脉、卵巢静脉和肾上腺静脉，均与相应动脉伴行注入下腔静脉，其中左卵巢或睾丸静脉、左肾上腺静脉要先注入肾静脉后再汇入下腔静脉。④肝门静脉系：在整尸标本上，在肝十二指肠韧带内探查肝门静脉，它位于胆总管和肝固有动脉的后方，由肠系膜上静脉和脾静脉在胰颈的后方汇合而成，向上分为左、右支进入肝门。在门-腔静脉吻合模型上，观察肝门静脉系的组成及与上、下腔静脉的交通。肝门静脉的属支由肠系膜上静脉、脾静脉、肠系膜下静脉、胃左静脉、胃右静脉、胆囊静脉和附脐静脉等，多与同名动脉伴行。肝门静脉系与上、下腔静脉系之间的交通途径：A. 通过食管腹段黏膜下的食管静脉丛，形成肝门静脉系的胃左静脉与上腔静脉系的奇静脉和半奇静脉之间的交通。B. 通过直肠静脉丛，形成肝门静脉系的直肠上静脉与下腔静脉系的直肠下静脉和肛静脉之间的交通。C. 通过脐周静脉网，形成肝门静脉系的附脐静脉与上腔静脉系的胸腹壁静脉和腹壁上静脉或与下腔静脉系的腹壁浅静脉和腹壁下静脉之间的交通。D. 通过椎内、外静脉丛，形成腹后壁前面的肝门静脉系的小静脉与上、下腔静脉系的肋间后静脉和腰静脉之间的交通。理解门–腔静脉吻合的意义及肝硬化的病人出现腹水、呕血、便血和脐周静脉曲张等症状的原因。

五、复习思考题

1. 简述主动脉的起始、行程、分段及各段名称。

2. 简述颈动脉窦的位置及作用。

3. 简述颈外动脉的起始、主要分支。

4. 简述肠系膜上动脉的主要分支。

5. 简述下列动脉的压迫止血点：面动脉、颞浅动脉、锁骨下动脉、肱动脉、股动脉、指掌侧固有动脉。

6. 从解剖学的角度解释"危险三角"的原因。

7. 哪一侧多发精索静脉曲张？为什么？

8. 下肢大隐静脉内血栓脱落，通过哪些途径，最后梗死在何处？说明经过的途径。

9. 简述四肢浅静脉的名称、起始及注入部位。

（李立新　赵冬梅）

数字课程学习

复习思考题及答案　　自测题

实 验 报 告

题目： 动脉、静脉　　　**姓名：**＿＿＿＿＿＿　　　**学号：**＿＿＿＿＿＿

一、填图：主动脉的走行及分支

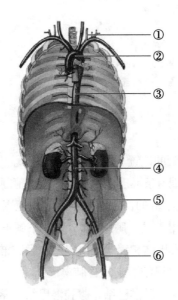

①
②
③
④
⑤
⑥

二、绘图：头颈部主要动、静脉的走行及分支

分数＿＿＿＿　　　教师签名＿＿＿＿＿＿　　　年　月　日

第十一章 淋巴系统

一、实验目的

1. 掌握胸导管和右淋巴导管的位置、起始、合成、行程及收集范围。

2. 掌握乳糜池的位置，全身9条淋巴干的形成及收集范围。

3. 熟悉人体全身各部淋巴结群的位置、并了解收集范围及流向、输入及其输出管。头颈部淋巴结（枕淋巴结、耳后淋巴结、腮腺淋巴结）、下颌下淋巴结、颏下淋巴结，颈浅淋巴结、颈深上淋巴结、颈深下淋巴结和锁骨上淋巴结。上肢淋巴结：腋淋巴结分五群。胸部淋巴结：胸骨旁淋巴结，肋间淋巴结。支气管肺淋巴结（肺门淋巴结），气管支气管上、下淋巴结，气管旁淋巴结，纵隔前、后淋巴结。腹腔淋巴结、髂内淋巴结、髂总淋巴结、骶淋巴结。了解腰淋巴结，肠系膜上、下淋巴结，腹股沟浅、深淋巴结。

4. 掌握胸腺和脾的形态、位置及功能。

二、实验教具

（一）模型

1. 人全身淋巴结分布模型。

2. 胸导管和右淋巴导管模型。

3. 头颈部淋巴结模型。

4. 腋窝淋巴结，乳房淋巴结及其淋巴管模型。

5. 腹股沟淋巴结模型。

6. 脾模型。

（二）标本

1. 全身主要淋巴结、群整体标本。

2. 胸导管、乳糜池和右淋巴导管标本。

3. 脾和胸腺的标本。

三、实验内容

胸导管 thoracic duct，乳糜池 cisterna chili，脾 spleen，脾门 hilum of spleen，脾切迹 splenic notch（图11-1，图11-2）。

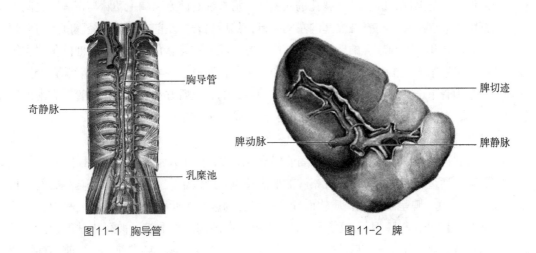

图11-1 胸导管 （左图标注：胸导管、奇静脉、乳糜池）

图11-2 脾 （右图标注：脾切迹、脾动脉、脾静脉）

四、实验方法

（一）观察步骤

1. 在整尸标本和胸导管右淋巴导管模型上观察胸导管和右淋巴导管的行程，收纳范围及乳糜池的位置。

2. 在头颈部淋巴结上观察枕淋巴结、乳突淋巴结、腮腺淋巴结、下颌下淋巴结、颌下淋巴结、颈内静脉二腹肌淋巴结、颈内静脉肩胛舌骨肌淋巴结、副神经淋巴结、锁骨上淋巴结、斜角肌淋巴结、virchow 淋巴结。

3. 在腋窝的淋巴结模型上观察胸肌淋巴结、外侧淋巴结、肩胛下淋巴结、中央淋巴结、尖淋巴结。

4. 在腹股沟淋巴结模型上观察腹股沟深、浅淋巴结。

5. 在整尸标本上观察胸腺的位置。

6. 在脾的标本和模型上观察脾的形态结构。

（二）观察方法

1. 淋巴管

（1）淋巴管和淋巴干：在全身淋巴模型上，观察淋巴管及其分布，理解人体各部淋巴管的形成与配布。毛细淋巴管以膨大的盲端起始，互相吻合成毛细淋巴管网，然后汇入淋巴管。淋巴管与静脉相似，管内有很多瓣膜，具有防止淋巴液逆流的功能。由于相邻两对瓣膜之间的淋巴管段扩张使其外观呈串珠状或藕节状。淋巴管分浅淋巴管和深淋巴管两类。浅淋巴管位于浅筋膜内，与浅静脉伴行。深淋巴管位于深筋膜深面，多与血管神经伴行。淋巴管注入淋巴结，由淋巴结发出的淋巴管在膈下和颈根部汇合成9条淋巴干，分别是左右颈干、左右锁骨下干、左右支气管纵隔干、左右腰干和单一的肠干。颈干主要引流头颈部的淋巴，锁骨下干主要引流上肢和部分胸壁的淋巴，支气管纵隔干主要引流胸腔脏器和部分胸腹壁的淋巴，腰干主要引流下肢和腹盆腔内成对脏器的淋巴，肠干主要引流腹盆腔内不成对脏器的淋巴，最后汇合成淋巴导管注入静脉。

（2）胸导管和右淋巴导管：在整尸标本上胸腔后壁上观察胸导管。胸导管平第十二胸椎下缘高度起自乳糜池，经主动脉裂孔进入胸腔，沿脊柱右前方和胸主动脉与奇静脉之间上行至第五胸椎高度经食管与脊柱之间向左侧斜行，然后沿脊柱左前方上行，经胸廓上口至颈部在左颈总动脉和左颈内静脉的后方转向前内下方，注入左静脉角。观察乳糜池的位置和组成。乳糜池位于第一腰椎前方，由左右腰干和肠干汇合而成。胸导管在注入左静脉角处接受左颈干、左锁骨下干和左支气管纵隔干。在右静脉角的右上后方观察右淋巴导管。右淋巴导管由右颈干、右锁骨下干和右支气管纵隔干汇合而成，注入右静脉角。

2. 淋巴器官

（1）胸腺：在整尸标本上，于上纵隔前部辨认胸腺，成年人常被结缔组织替代。

（2）脾：通过脾模型和标本，观察脾的形态特点。脾位于左季肋区、胃底与膈之间，长轴与第十肋一致。脾呈暗红色，质软而脆。脾可分为膈、脏两面，前、后两端和上、下两缘。膈面光滑隆凸，与膈相邻。脏面凹陷，中央处有脾门，是血管、神经和淋巴管出入之处。前端较宽，朝向前外方。后端钝圆，朝向后内方。上缘较锐，朝向前上方，前部有2～3个脾切迹。脾大时，脾切迹是触诊脾的标志。下缘较钝，朝向后下方。

（3）淋巴结：

1）在淋巴结模型上，观察其形态特点：淋巴结为圆形或椭圆形灰红色小体，一侧隆凸，另一侧凹陷，凹陷中央处为淋巴结门。淋巴结门有神经和血管出入，出淋巴结门的淋巴管称输出淋巴管，与淋巴结凸侧相连的是输入淋巴管。淋巴结按位置不同分为浅淋巴结和深淋巴结。浅淋巴结位于浅筋膜内，深淋巴结位于深筋膜深面。淋巴结多沿血管排列，位于关节屈侧和体腔的隐藏部位。

2）在头颈部淋巴结模型上观察头颈部淋巴结的配部：头部淋巴结在头、颈部交界处呈环状排列，枕淋巴结位于斜方肌起点的表面，乳突淋巴结位于胸锁乳突肌止点的表面，腮腺淋巴结分深浅两群，分别位于腮腺表面和腮腺实质内，下颌下淋巴结位于下颌下腺的附近和下颌下腺实质内，颏下淋巴结位于颏下部。颈外侧浅淋巴结沿颈外静脉排列，颈外侧深淋巴结沿颈内静脉排列，其中深淋巴结又以肩胛舌骨肌分为上下两组。上深淋巴结中重点观察颈内静脉二腹肌淋巴结和颈内静脉肩胛舌骨肌淋巴结，前者位于颈内静脉和二腹肌后腹之间，后者位于颈内静脉与肩胛舌骨肌中间腱交叉处。下深淋巴结中重点观察锁骨上淋巴结。锁骨上淋巴结沿颈横血管分布，其中位于前斜角肌前方的淋巴结称斜角肌淋巴结。

3）在腋窝淋巴结、乳房淋巴结及其淋巴管模型上观察腋窝淋巴结的分布和乳房淋巴回流途径：外侧淋巴结沿腋静脉远侧端排列，胸肌淋巴结沿胸外侧血管排列，肩胛下淋巴结沿肩胛下血管排列，中央淋巴结存在于腋窝中央的脂肪组织中，尖淋巴结沿腋静脉近侧端排列。在模型上观察乳房淋巴回流观察两侧乳房淋巴管之间的吻合，理解乳腺癌向对侧转移的解剖学基础。

4）在腹股沟淋巴结模型和全身淋巴模型上观察腹股沟淋巴结的配布：腹股沟淋巴结分为浅、深两群，浅群又分为上、下两群，上群与腹股沟韧带平行排列，下群沿大隐静脉末端分布，腹股沟深淋巴结位于股静脉周围和股管内。

五、复习思考题

1. 简述淋巴干的名称。
2. 简述右淋巴导管的起止及走行、收集范围。
3. 简述胸导管的起止及走行、收集范围。
4. 简述乳房的淋巴引流途径。

（曾 亮 刘 兵）

数字课程学习

👤 复习思考题及答案　　✍ 自测题

实 验 报 告

题目：<u>淋巴系统</u>　　**姓名：**_____　　**学号：**_____

一、填图：淋巴导管的走行

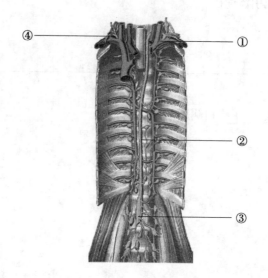

二、绘图：脾的形态

第十二章 视器

一、实验目的

1. 掌握眼球构造：角膜、巩膜、虹膜、睫状体、视网膜，眼球折光装置（晶状体、玻璃体）的形态。熟悉房水及其循环。

2. 掌握眼睑、结膜，泪器的组成。

3. 掌握眼外肌的名称、位置及其起止和作用。

4. 了解眼球的外形，眼的血管，眶脂体，眼球筋膜和巩膜外隙的结构特点。

二、实验教具

1. 完整离体眼球，眼球矢状面、额状面标本，眼球模型。

2. 显示的眼肌标本及挂图。

3. 眼矢状面、冠状面、视网膜挂图。

4. 眼睑及泪器挂图。

三、实验内容

1. 视器 visual organ

（1）眼球 eye ball：眼轴 ophthalmic（visual）axis，视轴 optic axis（图12-1），角膜 cornea，巩膜 sclera，虹膜 iris，睫状体 ciliary body，脉络膜 choroid，视网膜 retina，晶状体 lens，玻璃体 vitreous body，视神经 optic nerve，巩膜静脉窦 sinus venosus sclerae（图12-2，图12-3），前房 anterior chamber，后房 posterior chamber，虹膜角膜角 iridocorneal angle，瞳孔 pupil，视神经盘 optic disc，黄斑 macula lutea，中央凹 fovea centralis，视网膜中央动、静脉 central artery and vein of retina（图12-4～图12-6）。

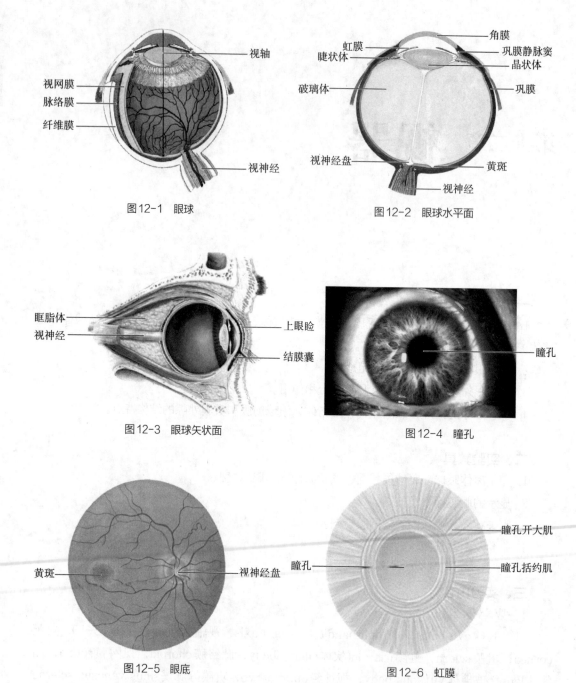

图12-1　眼球

图12-2　眼球水平面

图12-3　眼球矢状面

图12-4　瞳孔

图12-5　眼底

图12-6　虹膜

（2）眼副器accessory organs of eye：泪囊lacrimal sac，泪腺lacrimal gland（图12-7），上直肌superior rectus，下直肌inferior rectus，外直肌lateral rectus，内直肌medial rectus，上斜肌superior obliquus，下斜肌inferior obliquus，上睑提肌levator palpebrae superioris（图12-8，图12-9），眶脂体adipose body of orbit（图12-3）。

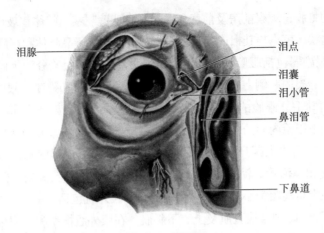

泪腺

泪点
泪囊
泪小管
鼻泪管

下鼻道

图12-7 眼副器

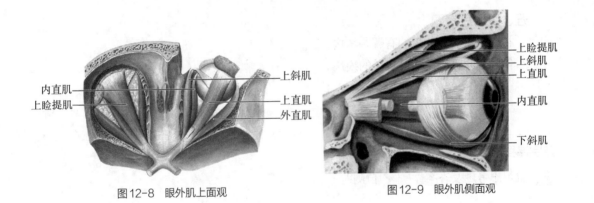

内直肌
上睑提肌

上斜肌
上直肌
外直肌

图12-8 眼外肌上面观

上睑提肌
上斜肌
上直肌

内直肌

下斜肌

图12-9 眼外肌侧面观

四、实验方法

（一）观察步骤

1. 在眼球模型上观察眼球壁的结构：角膜、巩膜、虹膜、瞳孔、眼房（前房、后房）、睫状体、脉络膜、视网膜、视神经盘、黄斑。

2. 在牛眼标本上观察房水、晶状体、玻璃体。

3. 在眼的模型及标本上观察眼外肌。

4. 在活体上观察眼睑、结膜、角膜、虹膜、瞳孔。

（二）观察方法

1. 眼球壁 由外向内可分为三层，依次为眼球纤维膜、眼球血管膜和视网膜。眼球纤维膜由前至后可分为角膜和巩膜。角膜无色透明，巩膜为乳白色。眼球血管膜由前至后包括虹膜、睫状体和脉络膜。虹膜呈圆盘状，中央有圆形的瞳孔。睫状体位于巩膜与角膜移行部的内面。脉络膜占血管膜的后2/3，富有血管和色素。视网膜可分为贴在虹膜内面的视网膜虹膜部、贴于睫状体内面的视网膜睫状体部和附于脉络膜内面的视网膜脉络膜部。在神经起始处可见圆形的视神经乳头（视神经盘），在其颞侧稍偏下方约3.5 mm处可见黄斑。上述内容可在眼球模型及牛眼标本上观察学习。在牛眼标本上十字切开角膜即有房水流出，打开角膜后可见其后面的虹膜，观察前房及前房角。切开眼球壁观察晶状体和玻璃体。晶状体位于虹膜后方，拉动晶状体可见与其相连的睫状小带。玻璃体位于晶状体和视网膜之间。

2. 眼副器　眼副器包括眼睑、结膜、泪器、眼外肌等。眼睑分为上睑和下睑，二者之间的间隙为睑裂，睑裂的两侧上、下眼睑结合处分别称为内眦和外眦。眼睑的游离缘称为睑缘，睑缘的前缘有睫毛。眼睑的结构可在活体上观察。结膜覆盖于眼球的前面和眼睑的内面。包括衬覆于上下眼睑内面的睑结膜、覆盖在眼球前面的球结膜和位于睑结膜和球结膜移行处的结膜穹窿。在活体上翻开眼睑即可观察到结膜。泪器由泪腺和泪道组成，泪道包泪点、泪小管、泪囊和鼻泪管。泪点位于上、下睑缘近侧端的泪乳头的顶部，活体上可观察到。在泪器的模型上可观察泪小管、泪囊和鼻泪管。眼外肌包括1块提上眼睑的上睑提肌和运动眼球的上、下、内、外4块直肌及上、下斜肌。在眼外肌模型和牛眼标本上观察各肌的位置、起止点，理解其作用。

五、复习思考题

1. 视器具有屈光作用的有哪些结构?
2. 简述房水循环途径及相关的疾病。

（臧　晋）

数字课程学习

 复习思考题及答案　　 自测题

实 验 报 告

题目： <u>视器</u>　　**姓名：**＿＿＿＿＿＿　　**学号：**＿＿＿＿＿＿

一、填图：眼

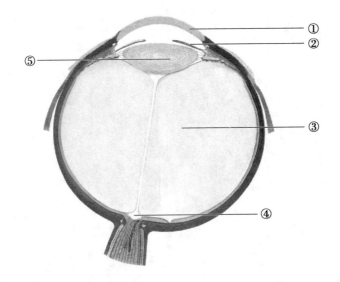

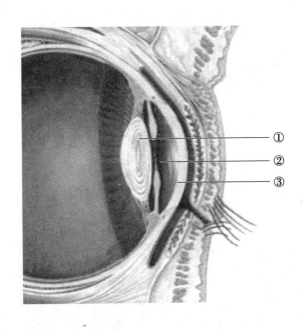

二、**绘图**：眼的水平面图

第十三章　前庭蜗器

一、实验目的

1. 掌握外耳道的位置、分部及幼儿外耳道的特点，鼓膜的位置、形态和分部。

2. 掌握鼓室的位置和六个壁的主要结构，并了解听小骨的连接及其运动。

3. 掌握咽鼓管的位置、分部、作用和幼儿咽鼓管的特点及乳突小房、乳突窦的位置。

4. 掌握骨迷路与膜迷路的分部及其之间的关系。

5. 掌握椭圆囊、球囊、膜半规管和蜗管的形态，了解内耳道的形态及声波的传导途径。

二、实验教具

1. 冠状断的外耳道标本。打开鼓室盖观察鼓膜及鼓室内听小骨的标本。

2. 头部矢状断观察咽鼓管咽口标本。

3. 将颞骨岩部锯开，暴露中耳鼓室的标本。

4. 半规管及耳蜗的骨性标本。骨迷路及膜迷路的模型。

5. 外耳道、鼓膜、中耳。鼓室内壁、听小骨、鼓窦、乳突小房和内耳的挂图，骨迷路、膜迷路、耳蜗、蜗管、螺旋管、Corti器的挂图。

三、实验内容

1. 外耳 external ear

外耳道 external acoustic meatus，鼓膜 tympanic membrane（图13-1，图13-2）。

2. 中耳 middle ear

1）鼓室 tympanic cavity，鼓室盖壁 tegmental wall，颈静脉壁 jugular wall，前庭窗 fenestra vestibule，蜗窗 fenestra cochleae，面神经管凸 prominence of facial canal，岬 promontory，锤骨 malleus，砧骨 incus，镫骨 stapes（图13-3）。

2）咽鼓管 auditory tube。

3）乳突窦 mastoid antrum。

4）乳突小房 mastoid cells（图13-4）。

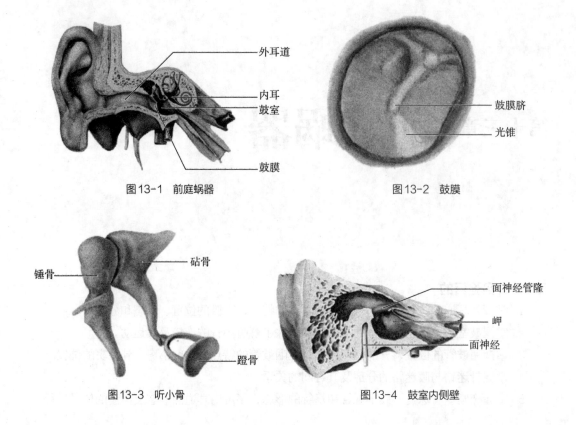

图 13-1 前庭蜗器

外耳道
内耳
鼓室
鼓膜

图 13-2 鼓膜

鼓膜脐
光锥

图 13-3 听小骨

锤骨
砧骨
镫骨

图 13-4 鼓室内侧壁

面神经管隆
岬
面神经

3. 内耳 internal ear

（1）骨迷路 bony labyrinth：①耳蜗 cochlea、前庭阶 scala vestibuli、鼓阶 scala tympani，②前庭 vestibule、前庭窗 fenestra vestibuli、蜗窗 fenestra cochleae，③骨半规管 bony semicircular canals、骨壶腹 bony ampulla（图 13-5，图 13-6）。

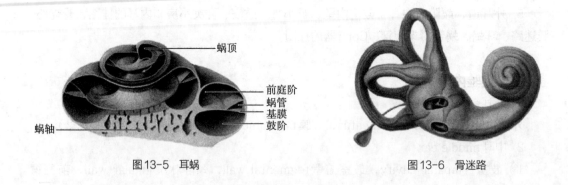

图 13-5 耳蜗

蜗顶
前庭阶
蜗管
基膜
鼓阶
蜗轴

图 13-6 骨迷路

（2）膜迷路 membranous labyrinth：①蜗管 cochlear duct、螺旋器 spiral organ（Corti organ），②椭圆囊 utricle、球囊 saccule，③膜半规管 semicircular ducts、膜壶腹 membranous ampulla、壶腹嵴 ampulla crest（图 13-7，图 13-8）。

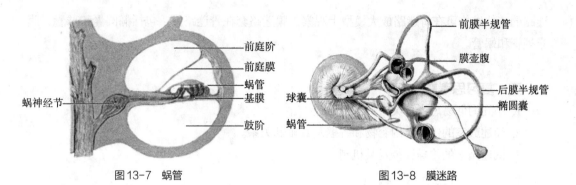

图13-7　蜗管　　　　　　　　　　　　图13-8　膜迷路

四、实验方法

（一）观察步骤

1. 在耳的放大模型和活体上观察耳郭、外耳道和鼓膜。

2. 在颞骨模型和标本上观察鼓室的位置、六壁。

3. 利用模型和标本观察听小骨。

4. 在模型和标本上观察咽鼓管、乳突窦和乳突小房。

5. 在内耳模型上观察骨迷路和膜迷路。

（二）观察方法

1. 外耳道　外耳道包括外侧的1/3的软骨部和内侧2/3的骨性部，呈弯曲状。在耳的放大模型上可观察到两部的，位置及弯曲的方向。鼓膜位于外耳道和鼓室之间，成倾斜状。中心部向内凹陷，称鼓膜脐。鼓膜脐的前下方有一三角形的反光区，称光锥。活体检查鼓膜时可见光锥。

2. 鼓室　位于颞骨岩部内，为一含气的不规则小腔，由6个壁围成。外侧壁为鼓膜壁。上壁（盖壁）由鼓室盖构成。下壁（颈静脉壁）分隔鼓室与颈静脉球。前壁（颈动脉壁）由颈动脉管的后壁构成，此壁上有两个小管的开口，即上方的鼓膜张肌半管口和下方的咽鼓管鼓室口。内侧壁（迷路壁）与内耳相隔，在内侧壁的中部有圆形的隆起，称岬；岬的后上方卵圆形小孔称前庭窗，岬的后下方圆形下孔称蜗窗；前庭窗的后上方有一弓形隆起，称为面神经管凸。后壁（乳突壁）上部有乳突窦的入口，乳突窦入口的下方有锥隆起，内有镫骨肌。鼓室六壁的结构可在颞骨放大模型和颞骨标本上观察。听小骨包括锤骨、砧骨和镫骨，位于鼓室内。锤骨有头、柄、外侧和前突。砧骨有体、长脚和短脚，体与锤骨头相关节，长脚与镫骨头相关节。镫骨包括头、颈、前、后脚和镫骨底。听小骨可在标本和模型上观察。咽鼓管连通鼻咽部和鼓室，可分为软骨部和骨部。在颞骨岩部冠状切标本和模型上可观察到两个半管，上方的为鼓膜张肌半管，下方的为咽鼓管半管。

3. 内耳　包括骨迷路和膜迷路两部分。骨迷路包括前庭、骨半规管和耳蜗三部分。前庭位于骨迷路中间，其外侧壁即鼓室的内侧壁，此壁上的结构见鼓室。骨半规管包括前骨半规管、外骨半规管和后骨半规管。每个半规管均有两个骨脚，一个为膨大的壶腹骨脚；另一细小的称单骨脚。前、后半规管的单骨脚合成一个总骨脚。耳蜗位于前庭的前方，尖为蜗顶，底为蜗底。耳蜗由蜗轴和螺旋管构成。在磨开的颞骨标本上可观察到骨迷路的全貌，骨迷路的其他结构可在骨迷路放大模型上观察。膜迷路套在骨迷路内，包括椭圆囊和球囊、膜半规管和蜗管。

五、复习思考题

1. 小儿为何易患中耳炎？
2. 简述鼓室的位置、内容物和各壁及其毗邻关系。
3. 试述声波的传导途径及其机制。

（张　哲）

数字课程学习

👤☰ 复习思考题及答案　　✏️ 自测题

实　验　报　告

题目： 前庭蜗器　　**姓名：**＿＿＿＿＿＿　　**学号：**＿＿＿＿＿＿

一、填图：内耳

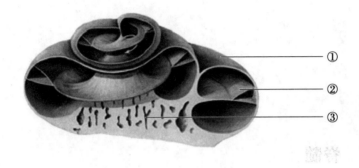

　　　　　　　　　　　　　　　　　　①
　　　　　　　　　　　　　　　　　　②
　　　　　　　　　　　　　　　　　　③

二、绘图：内耳膜迷路－蜗管切面图

分数＿＿＿＿＿＿　　教师签名＿＿＿＿＿＿＿　　年　月　日

157

第十四章　中枢神经系统

第一节　脊髓

一、实验目的

1. 掌握灰质、白质、皮质、髓质、纤维束、神经核、神经节的概念。

2. 掌握脊髓的位置、外形及内部结构。

3. 掌握脊髓的位置和末端高度以及脊髓的外部形态。脊髓节段与椎骨的对应关系。

4. 掌握脊髓横断面上灰质和白质的配布形式及各部的名称，灰质中主要核团和白质中主要上、下行纤维束的位置和功能。

二、实验教具

1. 脊髓外形和内部结构的标本和挂图。

2. 脊髓和马尾标本。

三、实验内容

1. 颈膨大 cervical enlargement，腰骶膨大 lumbosacral enlargement，脊髓圆锥 conus medullaris，终丝 filum terminale，马尾 cauda equine（图14-1，图14-2）。

2. 脊神经节 spinal ganglion，前后根 anterior，posterior（sensory）roots，灰质 gray matter，白质 white matter，中央管 central canal（图14-3，图14-4）。

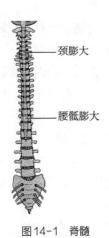

图14-1　脊髓

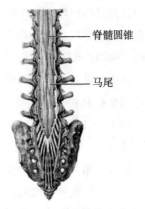

图14-2　脊髓圆锥及马尾

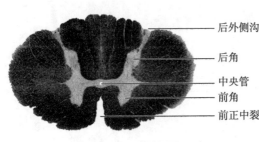

图14-3　脊髓平面

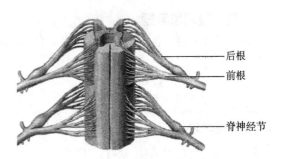

图14-4　脊髓的外形

四、实验方法

（一）观察步骤

1. 在切除椎管后壁的脊髓标本上观察脊髓的位置、外形及马尾；脊髓节段与椎骨的对应关系，脊神经与椎间孔的对应关系；切开硬脊膜，观察脊髓与被膜的关系。

2. 在离体脊髓标本上观察脊髓表面的六条沟、沟内连接的脊神经前根和后根、颈膨大和腰骶膨大，找到脊髓圆锥、终丝及马尾。

3. 在脊髓横断面上观察脊髓的灰质和白质。

（二）观察方法

1. 在切除椎管后壁的脊髓标本上可见脊髓位于椎管内，上端在枕骨大孔处与延髓相连，下端成人平对第一腰椎下缘（新生儿脊髓下端平对第3腰椎），脊柱下部无脊髓的椎管即终池，内有马尾和终丝，所以腰穿常在腰3～4或4～5间隙进针，理解其原因。脊髓与椎管不等长，观察脊髓节段与椎骨的对应关系，一般颈1～4与同序数椎骨相对应，颈5～8和胸1～4与上一位椎骨相对应，胸5～8与上两位椎骨相对应，胸9～12与上三位椎骨相对应，腰髓与第11、12胸椎相对应，骶、尾髓与第1腰椎相对应，理解其在外伤定位诊断中意义。

2. 在离体标本上可见脊髓呈前后略扁的圆柱状，全长粗细不等，有两个膨大部，上面一个为颈膨大，下面一个为腰骶膨大，自腰膨大向下脊髓逐渐变细，为脊髓圆锥。圆锥的下端延续为一个细丝，即终丝，终丝为脊髓被膜形成的结构并无神经组织，终丝周围的马尾是脊髓末端平面以下的脊神经根出椎间孔前的下行部分。脊髓表面有几条纵行的沟裂，前面正中的深裂为前正中裂，裂内常有血管，后面正中较浅的沟为后正中沟，二者恰好把脊髓分为左右对称的两半。还有两对外侧沟，即前外侧沟和后外侧沟，沟内有神经根丝相连。连于前外侧沟的根丝细小，合成前根；连于后外侧沟的根丝粗大，合成后根，后根上膨大处称脊神经节，前、后根会合形成脊神经。每对脊神经根的根丝对应的一段脊髓称为一个脊髓节段，因为有31对脊神经，故脊髓也有31个节段，即颈8、胸12、腰5、骶5、尾1。

3. 在脊髓横断面上，中央细小的管道即中央管，周围是"H"形的灰质，中间部为灰质连合，前后分别为前角和后角，两侧有侧角；灰质周围是白质，两侧白质被前正中裂、前外侧沟、后外侧沟和后正中沟依次分为前索、外侧索和后索。

4. 借助模型和多媒体课件理解灰质细胞构筑以及白质内纤维束的位置和行程。

五、复习思考题
试述脊髓白质各索内主要传导束的名称、功能。

（陈 禹）

数字课程学习

 复习思考题及答案   自测题

实 验 报 告

题目：<u>脊髓</u>　　**姓名：**＿＿＿＿＿＿　　　**学号：**＿＿＿＿＿＿

一、填图：脊髓水平面与外部形态结构

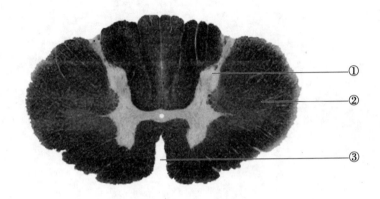

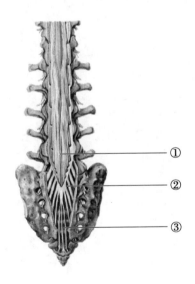

二、绘图：脊髓内部结构模式图

第二节 脑

一、实验目的

1. 掌握脑干的外形和菱形窝的主要形态结构，脑干各部的脑神经连脑的部位。

2. 掌握第四脑室的位置及连通关系。

3. 掌握脑神经核名称、位置、功能和排列规律。

4. 掌握脑干内非脑神经神经核团（薄束核、楔束核、红核和黑质）的位置和功能。

5. 掌握脑干内各主要上、下行纤维束（锥体束、内侧丘系、脊髓丘脑束、三叉丘系）在脑干各部的位置、脑干内的联系及其与脊髓内上、下行纤维束的关系。并了解其他纤维束在脑干的位置、联系及其与脊髓内同名束的关系。

6. 掌握脑干各部内部结构的主要特点。

7. 掌握小脑的位置、外形、分叶。小脑扁桃体的位置及其临床意义。了解小脑核和主要纤维联系。

8. 掌握间脑、背侧丘脑及其外侧核群的位置和分部，第三脑室的位置和交通关系。

9. 了解下丘脑的位置和主要核团及纤维联系。

10. 掌握大脑半球的三个面、主要脑沟和脑回。

11. 掌握躯体运动区、躯体感觉区、视区、语言区域等皮质功能定位及特点。了解其他中枢的位置与嗅脑和边缘系统的组成。

12. 掌握端脑基底核的组成和位置；了解侧脑室的位置、分部和交通。

13. 掌握内囊的位置、分部和主要纤维束的位置关系。

二、实验教具

1. 脑干外形挂图以及幻灯片。

2. 脑干各部的典型切片。

3. 脑干内神经核团位置的模型和挂图。

4. 脑干各部典型断面挂图和幻灯片。

5. 脑正中矢状断（下丘脑要清晰）、脑干（带间脑的）、脑切片染色标本（观察背侧丘脑的三个核，内外髓板和底丘脑核）。完整小脑、小脑脚剥离标本、小脑厚片染色标本（观察齿状核和顶核）。

6. 间脑和脑干模型，端脑、间脑断面模型。

7. 间脑和小脑的挂图。

8. 大脑半球（沟回要清晰）标本。

9. 大脑外形有关挂图和幻灯片。

10. 端脑横断面切片染色标本、内囊投射纤维剥离标本、侧脑室（同时显示一体三角）、大脑半球白质连合系和固有连合系纤维剥离标本。

11. 大脑半球及其断面模型。

12. 端脑内部结构有关挂图和幻灯片。

三、实验内容

（一）脑干

1. 脑干外形 external structures of the brain stem

（1）延髓 medulla oblongata：锥体 pyramid，锥体交叉 decussation of pyramid，橄榄 olive，舌咽神经 glossopharyngeal nerve，迷走神经 vagus nerve，副神经 accessory nerve，舌下神经 hypoglossal nerve，背面 dorsal surface：薄束结节 gracile tubercle，楔束结节 cuneate tubercle，小脑下脚 inferior cerebellar peduncle（图14-5，图14-6）。

（2）脑桥 pons：

1）基底部 basilar part：基底沟 basilar sulcus，延髓脑桥沟 bulbopontine sulcus，展神经 abducent nerve，面神经 facial nerve，前庭蜗神经 vestibulocochlear nerve，脑桥小脑三角 pontocerebellar trigone，小脑中脚 middle cerebellar peduncle，三叉神经 trigeminal nerve（图14-5，图14-6）。

2）背面 dorsal surface：小脑上脚 superior cerebellar peduncle，滑车神经 trochlear nerve（图14-5，图14-6）。

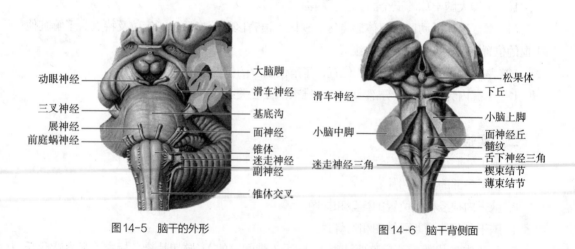

图14-5　脑干的外形　　　　　　　　图14-6　脑干背侧面

（3）中脑 midbrain：大脑脚 cerebral peduncle，脚间窝 interpeduncular fossa，动眼神经 oculomotor nerve，背面 dorsal surface：上丘 superior colliculus，下丘 inferior colliculus，菱形窝 rhomboid Fossa，正中沟 median sulcus，界沟 sulcus limitans，前庭区 vestibular area，听结节 acoustic tubercle，内侧隆起 medial eminence，髓纹 striae medullares，面神经 facial colliculus，舌下神经三角 hypoglossal triangle，迷走神经三角 vagal triangle（图14-5，图14-6）。

2. 脑干内部结构 internal structure of the brain stem

（1）脑神经核 cranial nucleus：动眼神经核 nucleus of oculomotor nerve，滑车神经核 nucleus of trochlear nerve，展神经核 nucleus of abducent nerve，舌下神经核 nucleus of hypoglossal nerve, 三叉神经运动核 motor nucleus of trigeminal nerve, 面神经核 nucleus of facial nerve, 疑核 nucleus ambiguus, 副神经核 accessory nucleus, 动眼神经副核 accessory oculomotor nucleus, 上泌涎核 superior salivatory nucleus, 下泌涎核 inferior salivatory nucleus, 迷走神经背核 dorsal nucleus of vagus nerve, 孤束核 nucleus of solitary tract, 三叉神经中脑核 mesencephalic nucleus of trigeminal nerve, 三叉神经脑桥核 pontine nucleus of trigeminal nerve, 三叉神经脊束核 spinal nucleus of trigeminal nerve, 蜗神经核 cochlear nuclei, 前庭神经核 vestibular nuclei（图14-7）。

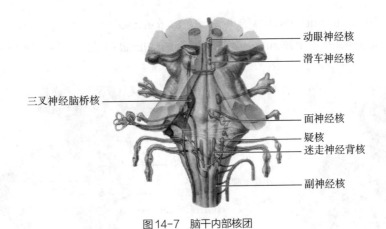

图14-7　脑干内部核团

（2）非脑神经核 non-cranial nucleus：红核 red nucleus, 黑质 substantia nigra, 顶盖前区 pretectal area（图14-8）。

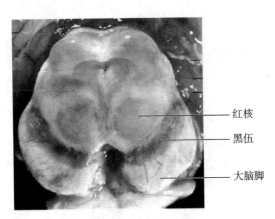

图14-8　中脑水平面

（二）小脑

1. 原裂 primary fissure, 小脑蚓 vermis, 后外侧裂 posterolateral fissure, 小脑扁桃体 tonsil of cerebellum, 蚓垂 uvula of vermis, 蚓锥体 pyramid of vermis, 绒球和小结 flocculus and nodule, 前叶 anterior lobe, 后叶 posterior lobe（图14-9, 图14-10）。

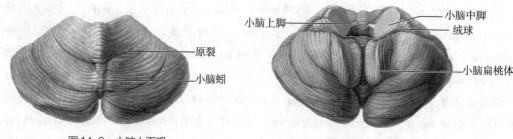

图14-9　小脑上面观　　　　　　　图14-10　小脑下面观

2. 齿状核dentate nucleus，小脑下脚inferior cerebellar peduncle，小脑中脚middle cerebellar peduncle，小脑上脚superior cerebellar peduncle（图14-11，图14-12）。

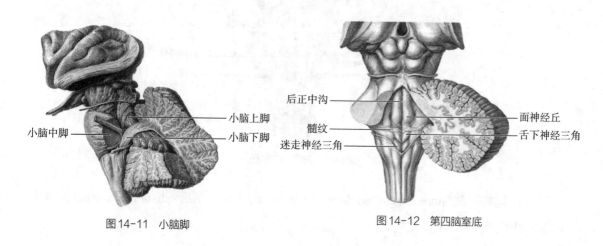

图14-11　小脑脚　　　　　　　　图14-12　第四脑室底

（三）间脑

1. 背侧丘脑dorsal thalamus，第三脑室third ventricle（图4-13）。

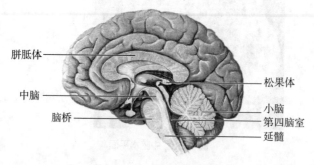

图14-13　脑正中矢状面

2. 后丘脑metathalamus，外侧膝状体lateral geniculate body，内侧膝状体medial geniculate body。

3. 上丘脑epithalamus，缰三角habenular trigone，缰连合habenular commissure，松

果体pineal body（图14-3）。

4. 下丘脑hypothalamus，视交叉optic chiasma，灰结节tuber cinereum，漏斗infundibulum，乳头体mamillary body（图14-3）。

（四）端脑

1. 外形shape

（1）外侧面lateral surface：大脑纵裂cerebral longitudinal fissure，胼胝体corpus callosum，大脑横裂cerebral transverse fissure，中央沟central sulcus，外侧沟lateral sulcus，顶枕沟parietooccipital sulcus，额叶frontal lobe，顶叶parietal lobe，颞叶temporal lobe，枕叶occipital lobe，岛叶insular lobe（图14-14～图14-16）。

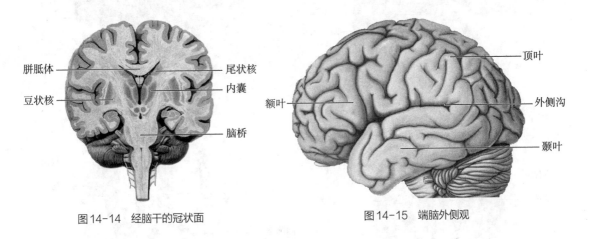

图14-14 经脑干的冠状面

图14-15 端脑外侧观

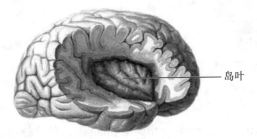

图14-16 端脑岛叶

中央前回precentral gyrus，额上回superior frontal gyrus，额中回middle frontal gyrus，额下回inferior frontal gyrus，中央后回postcentral gyrus，缘上回supramarginal gyrus，角回angular gyrus，颞横回transverse temporal gyrus（图4-17）。

（2）内侧面medial surface：胼胝体corpus callosum，中央旁小叶paracentral lobule，距状沟calcarine sulcus，扣带回cingulate gyrus（图14-18）。

（3）下面inferior surface：嗅球olfactory bulb，嗅束olfactory tract，嗅三角olfactory trigone，海马hippocampus，齿状回dentate gyrus（图14-19）。

（4）语言中枢language center：运动性语言中枢motor speech area，书写中枢

writing area，听觉性语言中枢auditory speech area，视觉性语言中枢visual speech area（图14-17）。

2. 侧脑室lateral ventricle

中央部central part，前角anterior horn，后角posterior horn，下角inferior horn（图14-20）。

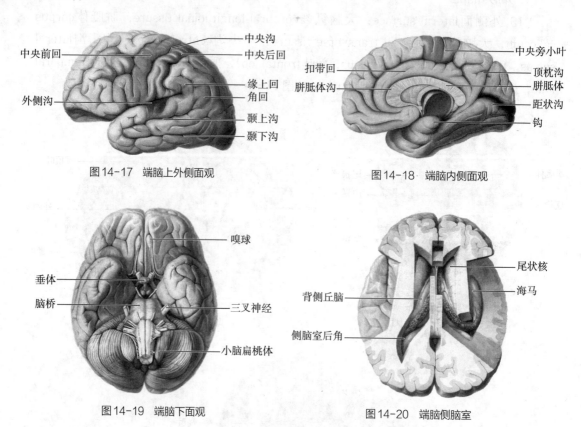

图14-17　端脑上外侧面观

图14-18　端脑内侧面观

图14-19　端脑下面观

图14-20　端脑侧脑室

3. 基底核basal nuclei

纹状体corpus striatum，豆状核lentiform nucleus，尾状核caudate nucleus，屏状核claustrum，杏仁体amygdaloid body（图14-21）。

4. 白质white matter

（1）联络纤维association fibers：大脑弓状纤维cerebral arcuate fibers，上纵束superior longitudinal fasciculi，下纵束inferior longitudinal fasciculi，钩束uncinate fasciculus（图14-22，23）。

（2）连合纤维commissural fibers：前连合anterior commissure，穹窿和穹窿连合fornix and commissure of fornix，胼胝体corpus callosum（图14-23，图14-24）。

（3）投射纤维projection fibers：内囊internal capsule，尾状核caudate nucleus，豆状核lentiform nucleus，背侧丘脑dorsal thalamus，内囊前肢anterior limb of internal capsule，内囊膝genu of internal capsule，内囊后肢posterior limb of internal capsule（图

14-25）。

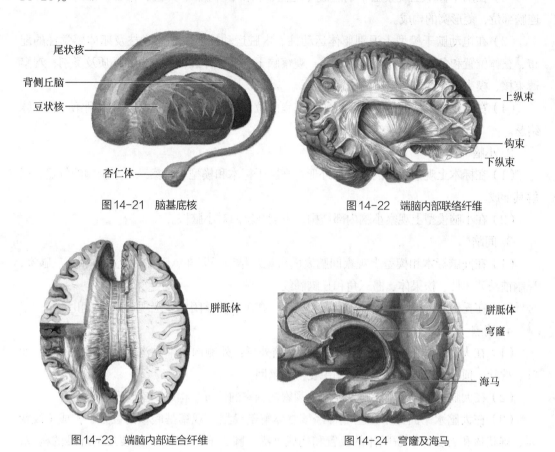

尾状核
背侧丘脑
豆状核
杏仁体

图 14-21 脑基底核

上纵束
钩束
下纵束

图 14-22 端脑内部联络纤维

胼胝体

图 14-23 端脑内部连合纤维

胼胝体
穹窿
海马

图 14-24 穹窿及海马

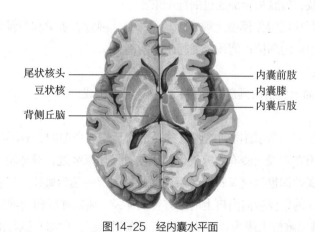

尾状核头
豆状核
背侧丘脑

内囊前肢
内囊膝
内囊后肢

图 14-25 经内囊水平面

四、实验方法

（一）观察步骤

1. 脑干

（1）在整脑标本和脑正中矢状面标本上观察脑干的位置。

（2）在脑干标本上观察脑干的组成（延髓、脑桥和中脑）、外形，第Ⅲ~Ⅻ对脑神经的连脑部位，菱形窝的构成。

（3）在电动脑干模型上识别躯体运动柱、内脏运动柱、内脏感觉柱及躯体感觉柱的配布、整体位置和各功能柱内核团的组成；观察脑干各部脑神经核的位置，性质及类别；观察薄束核、楔束核、红核和黑质的位置。

（4）在脑正中矢状面标本上观察第四脑室的位置、形态和连通关系，并找到第四脑室脉络丛。

2. 小脑

（1）在标本上观察小脑的位置和外形。在脑干标本和模型上观察三对小脑脚的位置，理解其形成。

（2）在小脑模型上观察小脑内部结构，重点观察四对小脑核。

3. 间脑

（1）在间脑标本和模型上观察间脑表面可见灰结节、漏斗、垂体和乳头体、第三脑室、丘脑前结节、枕、松果体、僵三角和丘脑髓纹。

（2）在丘脑放大模型上观察内髓板和核团。在下丘脑核团模型上观察视上核和室旁核。

4. 端脑

（1）在大脑半球的标本和模型上观察大脑外形：外侧沟、中央沟、顶枕沟、额叶、颞叶、枕叶、顶叶、岛叶及五个脑叶的主要沟和脑回。

（2）在大脑水平面标本和脑室模型上观察侧脑室的位置、构成、室间孔、透明隔。

（3）在大脑水平面标本和基底神经核立体解剖模型上观察基底核的位置、构成（纹状体、屏状核和杏仁体）胼胝体的位置和构成（嘴、膝、干、压部），主要投射纤维的构成，内囊的位置及其前肢、后肢和膝部通过的纤维束。

（4）·在大脑皮层功能定位模型上观察运动、感觉、视觉、听觉和听觉功能区的位置；运动性、听觉性语言中枢的部位；阅读、书写中枢的部位。

（二）观察方法

1. 脑干　自下而上包括由延髓、脑桥和中脑三部分组成。

（1）腹侧面：

1）延髓脑桥沟是延髓与脑桥间的明显分界，而延髓与脊髓的分界不清楚。延髓腹侧中线有前正中沟，上份在中线两侧有膨隆的锥体，内有锥体束经过，锥体稍下方中线附近有明显的左、右纤维交叉处即锥体交叉；锥体后方的长卵圆形隆起为橄榄，二者之间有舌下神经根丝穿出，橄榄背侧的橄榄后沟内自上而下有舌咽神经、迷走神经和副神经出入。

2）脑桥与中脑以脑桥上缘为界，脑桥基底部宽阔隆起，中部有纵行的基底沟，内有基底动脉经过，两侧为脑桥动脉压出的浅沟；基底部向外侧变细延续为小脑中脚，交界处有三叉神经的根丝出入，分为粗大的感觉根和细小的运动根，延髓脑桥沟内自内侧向外侧出入的有展神经，面神经和前庭蜗神经。脑桥、小脑与延髓交界处为脑桥小脑三角，内有面神经和前庭蜗神经经过。

3）中脑与间脑以视束分界，有两根圆柱状的大脑脚；中间为脚间窝，内有动眼神经穿出。

（2）背侧面：

1）中脑与间脑以上丘臂为界，顶盖处的两对圆形隆起即上丘和下丘，向外侧经上丘臂和下丘臂分别连外侧膝状体和内侧膝状体；滑车神经是唯一一对自脑干背面发出的脑神经。

2）延髓、脑桥和中脑的分界不清楚，其中延髓上部和脑桥的中央管敞开，形成菱形窝，是第四脑室的底。菱形窝的外上界为小脑上脚，外下界是薄束结节、楔束结节和小脑下脚。菱形窝下部中线上的纵行浅沟即后正中沟，其两侧均有隆起的薄束结节和楔束结节，楔束结节外上方有隆起的小脑下脚。菱形窝内正中纵行的是正中沟，外侧为界沟，两沟之间为内侧隆起。界沟外侧的三角区域成为前庭区，内有前庭神经核，其外侧的小隆起为听结节，深面是蜗背侧核。横行于菱形窝的浅表纤维束为髓纹，髓纹上方内侧隆起内有一圆形隆凸为面神经丘，内有展神经核和面神经膝；髓纹下方两个小三角区即内下方的舌下神经三角，内藏舌下神经核，外下方迷走神经三角，深面有迷走神经背核。

3）第四脑室顶形似帐篷，顶尖伸向后上方指向小脑。向上连中脑水管，向下通延髓中央管，向外侧经外侧孔通蛛网膜下隙，向后经正中孔通小脑延髓池。

（3）脑干内部结构：包括灰质、白质和网状结构。

1）灰质：脑干内纵横的神经纤维将灰质分割成团块，包括脑神经核和非脑神经核。在电动脑干模型上，观察脑神经核的6个功能柱。由中线向两侧依次为：一般躯体运动柱（动眼神经核、滑车神经核、展神经核、舌下神经核），特殊内脏运动柱（三叉神经运动核、面神经核、疑核、副神经核），一般内脏运动柱（动眼神经副核、上泌涎核、下泌涎核、迷走神经背核），内脏感觉柱（孤束核），一般躯体感觉柱（三叉神经中脑核、三叉神经脑桥核、三叉神经脊束核），特殊躯体感觉柱（前庭神经核、蜗神经核）。非脑神经核有延髓内的薄束核、楔束核、下橄榄核等；脑桥内的脑桥核；中脑内的上丘核、下丘核、红核、黑质、顶盖前区等。

2）白质：在脑干模型上观察脑干内重要的四个丘系，即内侧丘系、脊丘系、三叉丘系、外侧丘系以及锥体束。

3）脑干网状结构：是脑干每侧被盖部的中央区域，是灰、白质交织成网状的区域。

2. 小脑　在整体脑标本上可见小脑位于大脑枕叶的下方，脑干的背上方，占据颅后窝的大部分。小脑中部比较狭窄的部分，成为蚓；两侧膨大的部分则为小脑半球。在小脑下面辨认中间较细的蚓部和两侧膨大的小脑半球，在小脑半球前内侧部辨认向下突出的小脑扁桃体，查看其位置，理解小脑扁桃体疝或枕骨大孔疝的解剖学基础；观察小脑的绒球小结叶、前叶和后叶；在小脑下面的前部查看小脑上、中、下脚的切面，理解其与脑干等的延续。在小脑的切面标本或模型上。观察小脑核或中央核，其中顶核位于第四脑室顶的上方；其外侧有中间核，在人类，中间核可分为球状核和栓状核；中间核的外侧为形的袋状、体积最大的齿状核，理解小脑核的功能。

3. 间脑　位于脑干和端脑之间，两侧和背面被高度发展的大脑半球所掩盖，故在整体标本上，仅腹侧部的视交叉、视束、灰结节、漏斗、垂体和乳头体可见。在正中矢状面的大脑标本上，可见狭窄的间脑内腔隙称第三脑室。

（1）背侧丘脑（又称丘脑）：去掉大脑半球的标本上，可见背侧丘脑位于下丘脑的背侧和上方，二者间以第三脑室侧壁上的下丘脑沟为界。背侧丘脑由两个卵圆形的灰质团块构成，借丘脑间黏合（中间块）连接，其前端的突出部为丘脑前结节，后端膨大称丘脑枕。在模型上，可见在背侧丘脑灰质的内部有一自外上斜向下的"Y"形纤维板－内髓板，后者将背侧丘脑分为三部分：前核、内侧核、外侧核。在上述3部分内含有多个核团，其中外侧核分为背、腹两层，腹层由前向后分为腹前核、腹中间核和腹后核，腹后核又分为腹后内侧核和腹后外侧核。

（2）后丘脑：在模型和标本上，可见后丘脑分为两个较小的隆起，分别是内侧膝状体和外侧膝状体，二者均位于丘脑枕的下外方。注意观察：内侧膝状体向内下方连接下丘臂，后者连接到下丘。外侧膝状体连接外侧的视束，内侧则连接上丘臂，后者连到上丘。

（3）上丘脑：从标本的上面，可清晰地看到上丘脑的松果体、缰三角和丘脑髓纹。

（4）底丘脑：在脑标本的表面完全不可见。在经过大脑脚中部的矢状面上过模型上，可见其位于间脑和中脑被盖的过渡区域。

（5）下丘脑：从整体标本的前下方，可见灰结节、漏斗和乳头体，前界为终板和视交叉，向后与中脑被盖相续。漏斗的中央称正中隆起，漏斗的下端与垂体相连。在模型上可见主要的核团：①视上核，在视交叉外端的背外侧，②室旁核，在第三脑室上部的两侧；③漏斗核，位于漏斗深面；④视交叉上核，在中线两侧，视交叉上方；⑤乳头体核，在乳头体内。

4. 端脑

（1）外形、分叶：在两侧大脑半球之间有大脑纵裂将其分开，纵裂的底为胼胝体。在大脑与小脑之间有大脑横裂隔开。大脑半球表面深陷的脑沟之间为隆起的脑回。每侧半球有3条恒定的沟：外侧沟、中央沟、顶枕沟，每侧大脑半球分为5叶：在外侧沟上方和中央沟以前的部分为额叶；外侧以下的部分为颞叶；枕叶位于半球后部，其前界在内侧面为顶枕沟，在上外侧面的界限是自顶枕沟至枕前切迹（在枕叶后端前方约4 cm处）的连线；顶叶为外侧沟上方、中央沟后方、枕叶以前的部分；岛叶呈三角形岛状，位于外侧沟深面，被额、顶、颞叶所掩盖，称为岛盖。

（2）主要的沟回：

1）上外侧面：额叶上，与中央沟基本平行的沟为中央前沟，二者之间是中央前回；前后方向大致平行走向的沟即额上沟和额下沟，将额叶分为额上回、额中回和额下回。顶叶上，与中央沟基本平行的是中央后沟，二者之间为中央后回；前后方向的纵沟为顶内沟，其将顶叶分为顶上小叶和顶下小叶；探查顶下小叶的构成，包绕外侧沟后端的缘上回和包绕颞上沟后端的角回，参与顶下小叶的形成。颞叶上有两天基本平行的沟即颞上沟和颞下沟，可将颞叶分为颞上回、颞中回和颞下回；扒开外侧沟探查隐藏在外侧沟下壁的横行短回即颞横回。

2）内侧面：顶枕沟前方，中央前、后回转折为中央旁小叶，其前方为额内侧回，后方是楔前叶；下部有两条基本平行的弓形沟即上方的扣带沟和下方的胼胝体沟，二者之间为扣带回，下部是呈耳轮状的胼胝体；胼胝体下方有较薄的透明隔和圆柱状的穹窿及穹窿连合。顶枕沟后方有呈弓形的距状沟，将枕叶分为其前方的楔叶和后方的舌回。

3）底面：可见嗅束、嗅球、嗅三角、前穿质、侧副沟、海马旁回（又称海马回）、钩、海马沟、齿状回、海马。其中海马位置较深，位于侧脑室下角底壁上。将连接下角顶壁的脉络丛组织撕掉后，将海马旁回稍用力向下推开，可见其外侧的窄条状的齿状回和纵行隆起的海马。此外，在半球内侧面的胼胝体周围和侧脑室下角底壁的一圈弧形结构：隔区（包括胼胝体下区和终板旁回）、扣带回，海马旁回、海马和齿状回等，他们属于原皮质和旧皮质，共同构成边缘叶。

（3）大脑皮层功能定位：

1）第一躯体运动区：位于中央前回和中央旁小叶前部。

2）第一躯体感觉区：位于中央后回和中央旁小叶后部。

3）视觉区：位于枕叶内侧面距状沟两侧的皮质。

4）听觉区：位于大脑外侧沟下壁的颞横回。

5）平衡觉区：在中央后回下端头面部代表区附近。

6）味觉区：可能位于中央后回下方的岛盖部。

7）嗅觉区：位于海马旁回的钩附近。

8）语言中枢：包括说话、听话、书写和阅读四个区。①运动性语言中枢：位于额下回的后部，又称Broca区；②听觉性语言中枢：位于颞上回后部；③书写中枢：位于额中回后部；④视觉性语言中枢：位于角回，靠近视区。

（4）端脑的内部结构：在大脑半球标本上，可见表面被灰质覆盖，称大脑皮层；深面有大量的白质（髓质）；整个端脑底部的白质中藏有基底核；端脑的内腔为侧脑室。

1）基底核：基底核位于白质内，也包括三个部分：①纹状体：包括尾状核和豆状核。尾状核呈"C"形弯曲的圆柱体，分头、体、尾三个部分，位于丘脑背外侧。豆状核位于岛叶深部，在水平面和冠状面上，均呈尖向内侧的楔形，并被两个白质薄板分为三部。外侧部最大，称壳；内侧的两部分合成苍白球。尾状核头部与豆状核之间借灰质条索相连，外观呈条纹状，故二者合成纹状体；苍白球称旧纹状体，尾状核和壳称新纹状体。②屏状核：为岛叶与豆状核之间的一薄层灰质，其范围与壳相当。③杏仁体：位于侧脑室下角前端深面，与尾状核相连，属边缘系统。

2）侧脑室：位于两侧大脑半球内，左右各一，内含脑脊液，可分为四部分，即中央部、前角、后角、下角。中央部位于顶叶内，室间孔与胼胝体压部之间；前角深入到额叶，室间孔以前的部分；后角深入到枕叶，下角最长，深入到颞叶。两侧侧脑室通过室间孔与第三脑室相通，室腔内有脉络丛。

3）大脑髓质：在大脑半球的剥离标本和模型上，可见大脑半球的髓质由大量神经纤维组成，可分为三类。①连合纤维：包括胼胝体、前连合和穹窿连合。②联络纤维：其中短纤维联系相邻脑回称弓状纤维；长纤维联系本侧半球各叶，其中主要的有钩束、上纵束、下纵束、扣带。③投射纤维：是联系大脑皮质和皮质下结构（包括基底核、间脑、脑干、小脑和脊髓）的上、下行纤维，这些纤维绝大部分经过内囊。

4）内囊：由宽厚的白质纤维板构成，位于尾状核、背侧丘脑与豆状核之间，呈向外开放的"V"形，可分为三部。①前肢：位于豆状核和尾状核之间，内含额桥束和丘脑前辐射；

②后肢：位于豆状核和背侧丘脑之间，有皮质脊髓束、皮质红核束、丘脑中央辐射、顶枕颞桥束、视辐射和听辐射通过；③内囊膝：位于前、后肢汇合处，有皮质核束通过。

五、复习思考题

1. 简述脑干内4个丘系的起止作用。

2. 脑干内有哪些感觉核团？哪个核团接受内脏感觉的传入？

3. 脑干内包括哪些运动核团受双侧大脑皮质控制？

4. 脑干内包括哪些运动核团只接受对侧大脑皮质控制？一侧内囊膝部损伤，将损伤何结构？患者可能出现哪些主要临床表现？

5. 间脑分哪5部分，分别在间脑的哪部分交换神经元？

6. 端脑分哪几叶？4大重要中枢即第I躯体运动区、第I躯体感觉区、视区、听区的在大脑皮质表面的哪些位置？

7. 大脑的基底核包括哪些？其中哪些结构组成纹状体？

8. 简述原小脑、旧小脑和新小脑的主要功能及损伤后表现。

（吴建清　苗莹莹　王振富）

数字课程学习

复习思考题及答案　　自测题

实 验 报 告

题目：脑　　**姓名：**＿＿＿＿＿＿　　**学号：**＿＿＿＿＿＿

一、填图：脑的形态结构

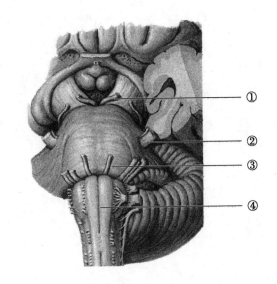

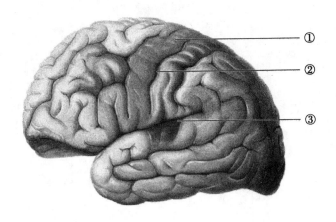

二、**绘图**：脑经内囊水平面

第十五章　周围神经系统

第一节　脊神经

一、实验目的

1. 掌握脊神经的构成、区分、纤维成分和分支。

2. 熟悉颈丛的组成、位置、分支和分布，了解皮支浅出的部位及分布范围，膈神经走行和支配区域。

3. 掌握臂丛的组成和位置，正中神经、腋神经、尺神经、桡神经、肌皮神经走行和分布。

4. 掌握胸神经前支，肋间神经和肋下神经在胸腹壁的走行和分布范围。

5. 熟悉腰丛的组成和位置，股神径的走行和主要分支、分布。熟悉髂腹下神经、髂股沟神经和闭孔神经的位置和分布。股外侧皮神经的位置和分布。

6. 熟悉骶丛的组成和位置，坐骨神经、胫神经和腓总神经位置的走行及支配的肌肉和分布范围。腓浅、腓深神经的皮支分布范围。熟悉阴部神经的走行、主要分支和分布范围。

二、实验教具

1. 颈部皮神经的标本。

2. 去掉胸骨能显露膈神经的标本。

3. 上肢能显露臂丛及分支走行的标本。

4. 胸神经前支走行的标本。

5. 颈丛、臂丛的挂图。

6. 腰丛位置的标本。

7. 骶丛位置的标本。

8. 下肢主要神经干的标本。

9. 腰丛及骶丛挂图。

三、实验内容
（一）脊神经

1. 颈丛 cervical plexus

枕小神经 lesser occipital nerve，耳大神经 great auricular nerve，颈横神经 transverse nerve of neck，锁骨上神经 supraclavicular nerve，膈神经 phrenic nerve（图 15-1，图 15-2）。

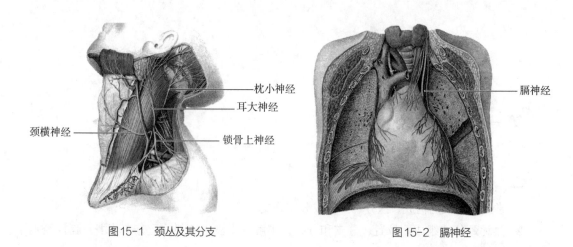

图 15-1 颈丛及其分支

图 15-2 膈神经

2. 臂丛 brachial plexus

肌皮神经 musculocutaneous nerve，正中神经 median nerve，尺神经 ulnar nerve，桡神经 radial nerve，腋神经 axillary nerve（图 15-3～图 15-6）。

3. 胸神经前支 anterior branches of thoracic nerves

肋间神经 intercostal nerve，肋下神经 subcostal nerve（图 15-7）。

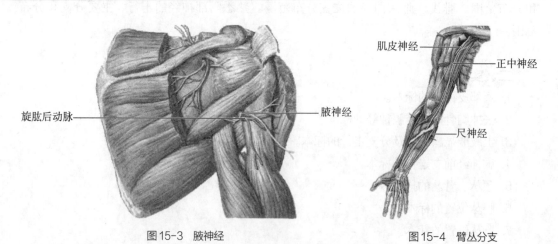

图 15-3 腋神经

图 15-4 臂丛分支

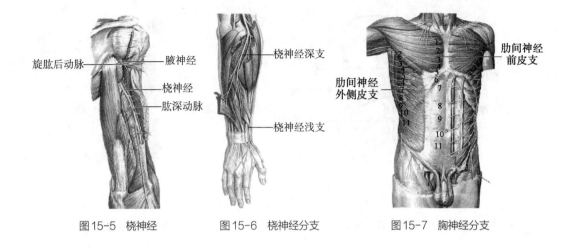

图15-5 桡神经　　　　图15-6 桡神经分支　　　　图15-7 胸神经分支

4. 腰丛 lumbar plexus

髂腹下神经 iliohypogastric nerve，髂腹股沟神经 ilioinguinal nerve，股外侧皮神经 lateral femoral cutaneous nerve，股神经 femoral nerve，闭孔神经 obturator nerve，生殖股神经 genitofemoral nerve（图15-8，图15-9）。

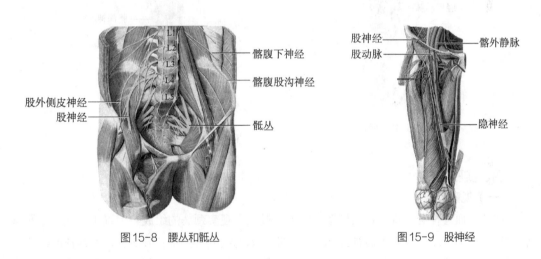

图15-8 腰丛和骶丛　　　　　　　　　　图15-9 股神经

5. 骶丛 sacral plexus

臀上神经 superior gluteal nerve，臀下神经 inferior gluteal nerve，阴部神经 pudendal nerve，股后皮神经 posterior femoral cutaneous nerve，坐骨神经 sciatic nerve（图15-8，图15-10，图15-11），胫神经 tibial nerve，腓总神经 common peroneal nerve，腓深神经 deep peroneal nerve，腓浅神经 superficial peroneal nerve（图15-12，图15-13）。

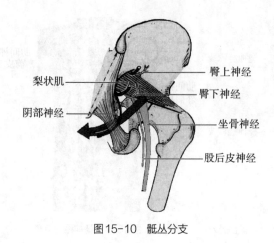

梨状肌

阴部神经

臀上神经

臀下神经

坐骨神经

股后皮神经

图15-10 骶丛分支

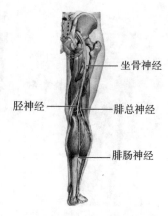

坐骨神经

胫神经

腓总神经

腓肠神经

图15-11 腿部神经

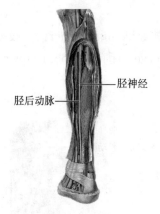

胫后动脉

胫神经

图15-12 胫神经

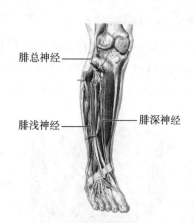

腓总神经

腓浅神经

腓深神经

图15-13 腓总神经及其分支

四、实验方法

（一）观察步骤

在头颈血管神经标本、颈丛模型、膈神经模型上观察颈丛的组成、位置和分支。在暴露脊神经的尸体标本、游离上肢神经标本上观察臂丛的组成、位置和分支。在暴露脊神经的尸体标本上观察胸神经前支共12对，第1~11对胸神经位于相应的肋间隙中，称肋间神经；第12对胸神经前支位于第12肋下方，故名肋下神经。胸神经前支，在胸、腹壁皮肤的节段性分布最为明显，由上向下按神经序数依次排列：T2相当胸骨角平面，T4相当乳头平面，T6相当于剑突平面，T8相当肋弓平面，T10相当于脐平面，T12则分布于耻骨联合与脐连线中点平面。观察腹后壁及盆腔神经标本、腰丛模型。观察腹后壁及盆腔神经标本、游离下肢神经标本、会阴部神经标本、骶丛模型。

（二）观察方法

1. 颈丛的组成和位置　颈丛由第1~4颈神经的前支构成，位于胸锁乳突肌上部的深方，中斜角肌和肩胛提肌起端的前方。

2. 颈丛的分支　由胸锁乳突肌后缘中点附近浅出的皮支包括：枕小神经、耳大神经、颈横神经、锁骨上神经。肌支有膈神经，沿前斜角肌前面下降至其内侧，经胸廓上口进入胸腔，经肺根前方，在纵隔胸膜与心包之间下行达膈。运动纤维支配膈肌，感觉纤维分布于胸膜、心包。右膈神经的感觉纤维尚分布到肝、胆囊和肝外胆道的浆膜。

3. 臂丛的组成与位置　臂丛是由第5～8颈神经前支和第1胸神经前支大部分纤维组成，先经斜角肌间隙穿出，行于锁骨下动脉后上方，再经锁骨后方进入腋窝。组成臂丛的神经根先合成上、中、下三个干，每个干在锁骨上方或后方又分为前、后两股，最后形成三束。

4. 臂丛的分支

（1）锁骨上部分支：胸长神经、肩胛背神经、肩胛上神经。

（2）锁骨下部分支：肩胛下神经、胸内侧神经、胸外侧神经、腋神经、肌皮神经、正中神经、尺神经、桡神经。

5. 腰丛的组成与位置　腰丛由第12对胸神经前支的一部分、第1～3对腰神经前支和第4对腰神经前支的一部分组成，位于腰大肌深面。

6. 腰丛的分支　髂腹下神经、髂腹股沟神经、股外侧皮神经、股神经、闭孔神经、生殖股神经。

7. 骶丛的组成和位置　骶丛由腰骶干以及全部骶神经和尾神经的前支组成。骶丛位于盆腔内，骶骨和梨状肌前面，髂血管的后方。

8. 骶丛的分支　臀上神经、臀下神经、股后皮神经、阴部神经、坐骨神经。

五、复习思考题

1. 试述颈丛构成、皮支走行及其分支分布特点。
2. 腓骨颈骨折可损伤什么神经？引起哪些症状？
3. 试述胫神经损伤出现"钩状足"畸形的形态学基础。
4. 说明尺神经损伤出现"爪形手"的形态学基础。

（郭家智）

数字课程学习

复习思考题及答案　　自测题

实 验 报 告

题目：脊神经　　**姓名：**＿＿＿＿＿＿　　**学号：**＿＿＿＿＿＿

一、填图：头颈部和上肢的神经分布

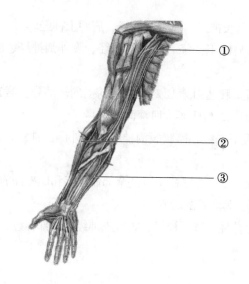

①＿＿＿＿＿＿

②＿＿＿＿＿＿

③＿＿＿＿＿＿

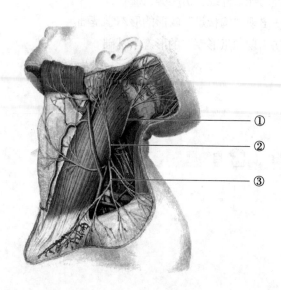

①＿＿＿＿＿＿

②＿＿＿＿＿＿

③＿＿＿＿＿＿

二、**绘图**：坐骨神经的走行及分支

分数_____　　教师签名_____　　年　月　日

第二节　脑神经

一、实验目的

1. 了解嗅神经的性质和分布。

2. 熟悉视神经的性质、走行和特点。

3. 掌握动眼神经的纤维成分、走行、分支及功能。

4. 掌握滑车神经、展神经的性质、行径和分布。

5. 掌握三叉神经纤维成分，三叉神经节的位置、性质和三大分支在头面部的分布范围。

6. 掌握面神经的纤维成分、行径和主要分支（岩大神经、鼓索、表情肌支）的分布。

7. 熟悉前庭蜗神经的性质和行径。

8. 掌握舌咽神经的纤维成分、主要分支的分布。

9. 掌握迷走神经的纤维成分、主干走行，喉上神经和左、右喉返神经的行径与分布。熟悉迷走神经前后干在腹腔的分支和分布。了解迷走神经主要分支损伤后主要表现与高选择性迷走神经切断术的临床意义。

10. 熟悉副神经行径和分布，了解其损伤后的主要表现。

11. 掌握舌下神经的行径和分布，熟悉损伤后的主要表现。

二、实验教具

1. 动眼神经、滑车神经、眼神经的标本。

2. 眶内神经外侧面观的标本。

3. 三叉神经标本。

4. 面神经标本。

5. 舌咽神经标本。

6. 迷走神经标本。

7. 副神经、舌下神经标本。

8. 脑神经挂图。

三、实验内容

1. 嗅神经olfactory nerve（图15-14），视神经optic nerve（图15-15），动眼神经oculomotor nerve（图15-16），滑车神经trochlear nerve，展神经abducent nerve，前庭蜗神经vestibulocochlear nerve（图15-17）。

2. 三叉神经trigeminal nerve（图15-18）

眼神经ophthalmic nerve，上颌神经maxillary nerve，下颌神经mandibular nerve，面神经facial nerve（5 branches）（图15-19），鼓索chorda tympani。

3. 副神经accessory nerve，舌下神经hypoglossal nerve，舌咽神经glossopharyngeal nerve（图15-20，图15-21），迷走神经vagus nerve，喉上神经superior laryngeal nerve，

喉返神经recurrent laryngeal nerve（图15-22）。

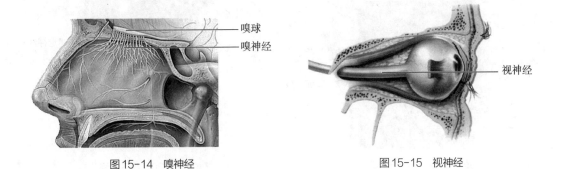

图15-14　嗅神经　　　　　　　　　　　图15-15　视神经

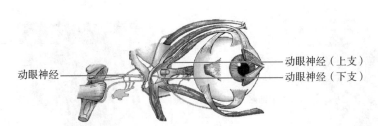

图15-16　动眼神经

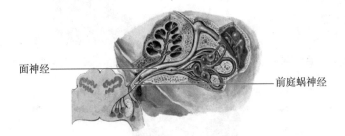

图15-17　面神经和前庭蜗神经

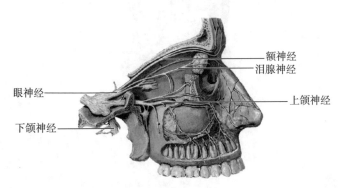

图15-18　三叉神经

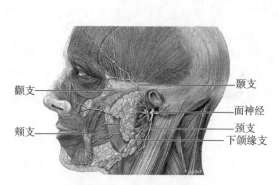

颞支

面神经

颈支

下颌缘支

颧支

颊支

图15-19 面神经及其分支

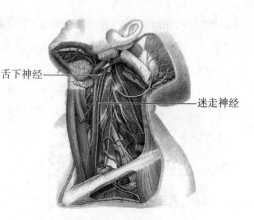

舌下神经

迷走神经

图15-20 舌下神经

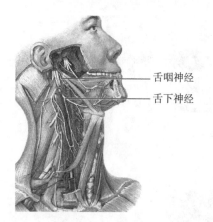

舌咽神经

舌下神经

图15-21 舌咽神经

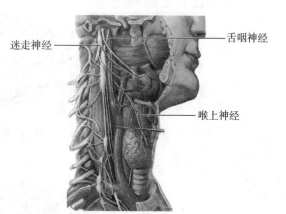

迷走神经

舌咽神经

喉上神经

图15-22 迷走神经（1）

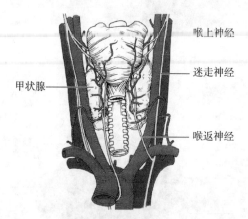

喉上神经

迷走神经

甲状腺

喉返神经

图15-23 迷走神经（2）

四、实验方法

（一）观察步骤

1. 在脑干模型上观察神经连接脑的部位。

2. 在颅骨标本上观察脑神经出入颅腔的部分。

3. 在脑神经标本上观察12对脑神经的行程及分支分布。

（二）观察方法

1. 眶内神经标本　①视神经于眶内行向后内侧，经视神经管进入颅中窝两侧视神经在垂体前方形成视交叉。②动眼神经经眶上裂入眶后，分成上、下两支；上支支配提上睑肌和上直肌，下支支配内直肌、下直肌和下斜肌。③滑车神经经眶上裂入眶，入眶后紧贴眶骨膜下方，斜向前内方达上斜肌上缘并进入该肌。④展神经经眶上裂后沿外直肌内侧面前行，到达并支配该肌。⑤眼神经向前进入海绵窦外侧壁，经眶上裂入眶，分为3支：额神经在上睑提肌的上方前行，主干较为粗大，在眶中部发出分支，其中经眶上切迹（或眶上孔）出眶者，称为眶上神经。眶上神经出眶后分支分布于上睑内侧部和额顶部皮肤；泪腺神经沿外直肌上缘前行至泪腺，分布于泪腺、结膜和上睑外侧部皮肤；鼻睫神经在上直肌的深面，越过视神经的上方达眶内侧壁，分布于眼球壁、泪囊、鼻腔黏膜和鼻背皮肤。

2. 三叉神经分支分布标本　①眼神经见眶内标本。②上颌神经经圆孔出颅，进入翼腭窝，再穿过眶下裂入眶，分为4支：眶下神经通过眶下沟向前穿眶下管，出眶下孔到达面部，分支分布于下睑、外鼻和上唇的皮肤；翼腭神经连于上颌神经与翼腭神经节之间，分支分布于鼻腔、腭和咽壁的黏膜；上牙槽神经在翼腭窝内自上颌神经发出后，分为上牙槽前、中、后三支，穿上颌骨体后面进入牙槽骨质，与上牙槽前、中支在上牙槽骨质内吻合，形成上牙丛，分支分布于上颌窦、上颌牙齿和牙龈；颧神经细小。③下颌神经经卵圆孔出颅腔达颞下窝，分为5支：耳颞神经在起始处以两根向后包绕脑膜中动脉，行走合成一干后穿入腮腺实质内，与颞浅动脉伴行，分支分布于腮腺、耳郭前面和颞区皮肤；颊神经沿颊肌外侧面穿行，分支分布于颊部与口角间的黏膜和皮肤；舌神经在下牙槽神经的前方，经翼外肌深面呈弓状下降，与面神经的鼓索支汇合后到达下颌下腺的上方，沿舌骨舌肌的表面行至舌尖；下牙槽神经沿翼内肌的外侧面下行，继而经下颌孔进入下颌管，在下颌管内分支形成下牙丛，分布于下颌牙齿和牙龈。其终支自颏孔穿出称为颏神，分布于颏及下唇的黏膜和皮肤；咀嚼肌神经分布于咀嚼肌。

3. 面神经管外分支分布　面神经由茎乳孔出颅腔，向前下方到达腮腺，在腮腺内分为数支并相互交织成丛，呈放射状出腮腺前缘，分为5支，即颞支、颧支、颊支、下颌缘支和颈支。

4. 迷走神经分支分布　迷走神经经颈静脉孔出颅腔，进入颈部的颈动脉鞘内，位于颈内动脉、颈总动脉与颈内静脉之间的后方，经胸廓上口入胸腔。观察左、右迷走神经在下降行程中的不同：左迷走神经于左颈总动脉与左锁骨下动脉之间下降，越过主动脉弓的前面，经左肺根的后方下行，在食管前面分成若干细支形成食管前丛，并在食管下端延续为迷走神经前干；右迷走神经在右侧锁骨下动、静脉之间，沿气管右侧下行，在后肺根后方到达食管后面，分散成若干细支参与构成肺丛和食管后丛，向下延续成迷走神经后干。迷走神经前、后干向下与食管一起穿过膈的食管裂孔进入腹腔。颈部主要观察喉上神经，胸部主要观察喉返神经，腹部主要观察前干在贲门附近的胃前支和肝支，以及后干的胃后支和腹腔支。

5. 舌咽神经分支分布　在标本上观察舌咽神经经颈静脉孔出颅腔在颈内动、静脉之间向前下方行走，经舌骨舌肌深面至舌根，在颈静脉孔内外，舌咽神经的神经干分别附有上神经节和下神经节。观察主要分支，鼓室神经起至下神经节，进入鼓室参与形成鼓室丛，自该丛发出岩小神经，进入耳神经节，在节内更换神经元后，发出节后神经纤维分布于腮腺，支配腮腺的分泌活动，颈动脉窦支在颈静脉孔下方发出1~2支，分布于颈动脉窦和颈动脉小球，反射性地调节血压和呼吸；舌支是舌咽神经的终支，位于舌神经上方，在舌骨舌肌深面，分支分布于舌后1/3的黏膜和味蕾，传导一般内脏感觉和特殊内脏感觉（味觉）；舌咽有数个细支，在咽壁上与迷走神经和交感神经的咽支共同构成咽丛，分布于咽肌及其黏膜。

6. 副神经行程分布　标本上观察副神经和舌咽神经、迷走神经一起经颈静脉孔出颅腔，分为内支和外支，内支加入迷走神经，支配咽喉肌；外支较粗，出颅腔后行向外下方，穿过胸锁乳突肌，其主干又于胸锁乳突肌后缘中点附近浅出，斜入斜方肌，支配胸锁乳突肌和斜方肌。

7. 舌下神经行程分布　在标本上观察，舌下神经经舌下神经管出颅腔，在颈内动、静脉之间下降至舌骨上方，在下降过程中，呈弓形向前内行进，穿颏舌肌入舌，支配舌内肌和舌外肌。

五、复习思考题

1. 简述中枢性瘫痪和周围性瘫痪的异同点。
2. 简述管理舌的神经及功能。

（张东东）

数字课程学习

👤☰ 复习思考题及答案　　📝 自测题

实 验 报 告

题目：脑神经　　**姓名：**_____　　**学号：**_____

一、填图：面神经和三叉神经的走行和分支

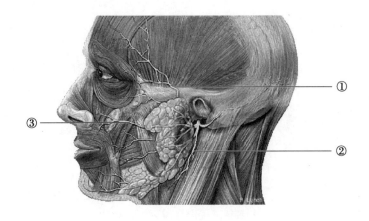

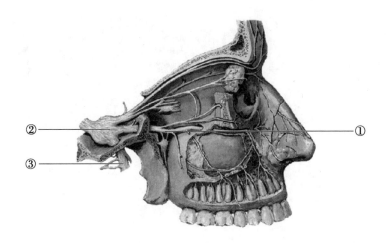

二、**绘图：**面神经的走行及分支

分数＿＿＿＿　　教师签名＿＿＿＿＿＿　　年　月　日

第三节　内脏神经系统

一、实验目的

1. 了解内脏神经的区分、分部和功能。
2. 掌握交感神经低级中枢的部位，交感干的位置、组成、主要的植物性神经节。
3. 掌握交感神经节后纤维的去向。
4. 掌握副交感神经的低位中枢和副交感神经节后纤维的去向。

二、实验教具

1. 植物性神经标本及挂图。
2. 含有副交感神经的脑神经标本。

三、实验内容

椎旁神经节 paravertebral ganglia，交感干 sympathetic trunk，内脏大神经 greater splanchnic nerve，内脏小神经 Lesser splanchnic nerve（图 15-23）。

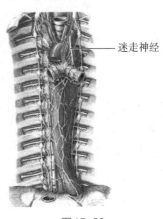

　　迷走神经

图 15-23

四、实验方法

（一）观察步骤

1. 在交感干标本上观察交感干，椎旁神经节，节间支，颈上神经节，星状神经节，内脏大神经，内脏小神经，腹腔神经节，主动脉肾神经节，肠系膜上神经，肠系膜下神经节。

2. 在颅部副交感神经标本上观察动眼神经，睫状神经节，面神经，翼腭神经节，鼓索，下颌神经节，舌咽神经，耳神经节，迷走神经及其分支。

（二）观察方法

1. 交感神经节　椎旁神经节位于脊柱两侧，呈梭形或三角形，有22～24对，同侧的椎旁节借节间支连成一条交感干，上端附着于颅底，下端附着于第三尾椎前面，左、右两个交

191

感干于尾骨的前面合并，终于一个奇神经节；椎前神经节位于脊柱前方，攀附于同名动脉分支的起始处附近，呈不规则的结节状团块，包括腹腔神经节，主动脉肾神经节，肠系膜上神经节和肠系膜下神经节等。

2. 交感神经的分布　颈交感干位于颈血管鞘后方，一般每侧有三个交感神经节，分别称颈上神经节，颈中神经节和颈下神经节。颈上神经节；颈下神经节位于第七颈椎横突根部，常与第一胸交感神经节合并成颈胸神经节，又称星状神经节。胸交感干的主要分支有内脏大神经和内脏小神经，内脏大神经由穿过第6~9胸交感干神经节的节前纤维在胸椎前外侧面组合成一干，向下穿膈脚，主要终于腹腔神经节；内脏小神经由穿过第10~12胸交感干神经节的节前纤维组成，向下穿膈脚进入腹腔，主要终于主动脉肾节。

3. 颅部副交感神经　由脑干内的内脏运动神经核（副交感部分）发出节前纤维，分别加入到动眼神经，面神经，舌咽神经和迷走神经四对脑神经中，它们分别是：①由中脑动眼神经副核发出的副交感神经节前纤维，随动眼神经进入眶后，在睫状神经节内交换神经元，其节后纤维进入眼球壁，分布于瞳孔括约肌和睫状肌。②由脑桥的上泌涎核发出的副交感神经节前纤维，随动眼神经进入眶后，随面神经行走，分别在翼腭神经节和下颌下神经节内交换神经元，前者的节后纤维支配泪腺、鼻腔、口腔及腭黏膜腺体的分泌，后者的节后纤维支配舌下腺和下颌下腺的分泌。③由延髓下泌涎核发出的副交感神经的节前纤维，随舌咽神经行走，在耳神经节内交换神经元，节后纤维支配腮腺的分泌。④由延髓迷走神经背核发出副交感神经的节前纤维，随迷走神经行走，在胸，腹腔脏器附近或器官壁内的副交感神经节交换神经元，节后纤维分布于胸，腹腔脏器（除降结肠，乙状结肠外）和盆腔脏器等。

五、复习思考题

1. 简述脑脊液的产生及循环途径。
2. 列表说明硬脑膜窦的血液流注关系。
3. 试述大脑动脉环的位置、组成及功能。

（孟　健）

数字课程学习

👤☰复习思考题及答案　　📝自测题

实 验 报 告

题目：内脏神经系统　　**姓名：**＿＿＿＿＿＿　　**学号：**＿＿＿＿＿＿

一、填图：交感神经的组成及分支

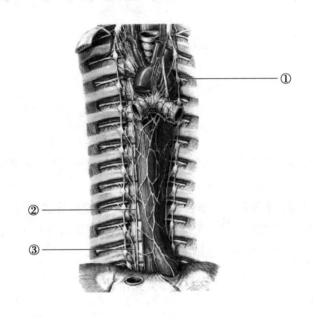

二、绘图：脊神经前支中内脏神经的走行及特点

分数＿＿＿＿　教师签名＿＿＿＿＿＿　年　月　日

第十六章 神经系统的传导通路

一、实验目的

1. 掌握深、浅感觉，视觉传导通路的组成及特点；瞳孔对光反射的路径；锥体系的组成及上、下运动神经元的特点。

2. 掌握视觉传导通路不同部位损伤后视野的变化，听觉传导通路的组成。

3. 了解躯干、四肢非意识本体感觉传导通路，上、下运动神经元损伤后的临床表现和新纹状体–苍白球系和皮质–脑桥–小脑系的相关内容。

二、实验教具

1. 感觉传导通路模型。

2. 运动传导通路模型。

三、实验内容

1. 感觉传导通路 sensory pathway

（1）躯干和四肢的意识性本体感觉（深感觉）和精细触觉传导通路：脊神经节 spinal ganglion，楔束 fasciculus cuneatus，薄束 fasciculus gracilis，薄、楔束核 gracile and cuneate nuclei，内侧丘系交叉 decussation of medial lemniscus，内侧丘系 medial lemniscus，腹后外侧核 ventral posterolateral nucleus（VPL），丘脑中央辐射 central thalamic radiation，脑桥 pons，大脑脚 cerebral peduncle，内囊后肢 posterior limb of the internal capsule（图16-1）。

（2）躯干和四肢的痛温觉和粗触觉（浅感觉）传导通路：Ⅰ、Ⅳ～Ⅶ板层 lamina Ⅰ、Ⅳ～Ⅶ，皮质脊髓前束 anterior spinothalamic tract，皮质脊髓侧束 lateral spinothalamic tract，脊髓丘脑束 spinal lemniscus（图16-2）。

（3）头面部的痛温觉和粗触觉（浅感觉）传导通路：三叉神经节 trigeminal ganglion，三叉神经脑桥核 pontine nucleus of trigeminal nerve，三叉丘系交叉 decussation of trigeminal lemniscus，三叉丘系 trigeminal lemniscus，腹后内侧核 ventral posteromedial nucleus（VPM）（图16-3）。

（4）视觉传导通路和瞳孔对光反射：

1）视觉传导通路visual pathway：视神经optic nerve，视交叉optic chiasma，视束optic tract，外侧膝状体lateral geniculate body，视辐射optic radiation，视区visual area（图16-4）。

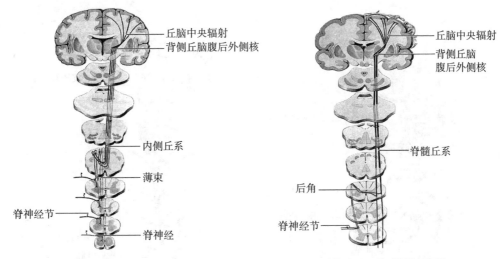

图16-1　本体感觉传导通路
　　　　　　　　　　　　　　　图16-2　浅感觉传导通路

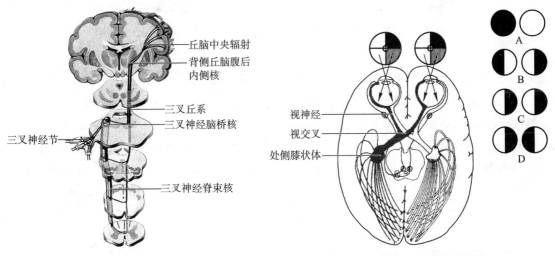

图16-3　头面部感觉传导通路
　　　　　　　　　　　　　图16-4　视觉传导通路及损伤表现

2）瞳孔对光反射：顶盖前区pretectal area，动眼神经副核accessory oculomotor nuclei，睫状神经节ciliary ganglia，动眼神经occculomotor nerve（图16-4）。

（5）听觉传导通路：螺旋器spinal organ，蜗神经节cochlear ganglion，蜗神经cochlear nerve，蜗神经核cochlear nuclei，斜方体trapezoid body，外侧丘系lateral lemniscus，下丘inferior coliculus，内侧膝状体medial geniculate body，听辐射acoustic radiation，颞横

回transverse temporal gyrus（图16-5）。

2. 运动传导通路motor pathway

（1）皮质脊髓束corticospinal tract：上运动神经元upper motor neuron，皮质脊髓束corticospinal tract，锥体交叉decussation of pyramid，皮质脊髓侧束lateral corticospinal tract，皮质脊髓前束anterior corticospinal tract，下运动神经元 lower motor neuron（图16-6）。

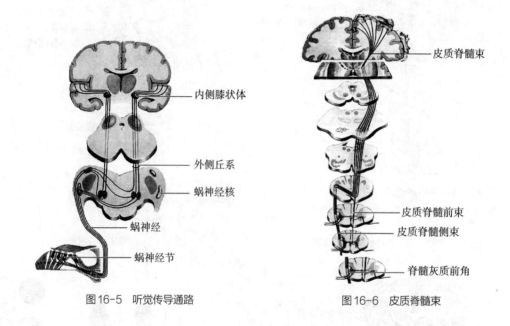

图16-5 听觉传导通路　　　　　图16-6 皮质脊髓束

（2）皮质核束corticonuclear tract：动眼神经核nucleus of oculomotor nerve，滑车神经核nucleus of trochlear nerve，三叉神经运动核motor nucleus of trigeminal nerve，展神经核nucleus of abducent nerve，面神经核上部superior part of nucleus of facial nerve，面神经核下部inferior part of nucleus of facial nerve，疑核nucleus of ambiguous，舌下神经核nucleus of hypoglossal nerve，副神经核nucleus of accessory nerve，核上瘫supranuclear paralysis，核下瘫infranuclear paralysis，舌下神经hypoglossal nerve，面神经facial nerve（图16-7 ~ 图16-9）。

四、实验方法

（一）观察步骤

各条传导通路分别特异性地传导不同的信息，将感受器的信息上传到大脑皮质的传导通路称为上行（感觉）传导通路，而将大脑皮质的信息下传到效应器的传导通路称为下行（运动）传导通路。

1. 上行（感觉）传导通路

（1）意识性本体感觉和精细触觉的传导通路：在感觉传导通路模型上观察显示的神经核

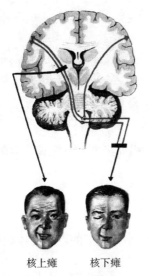

核上瘫　　核下瘫

图16-7　面神经核核上瘫、核下瘫

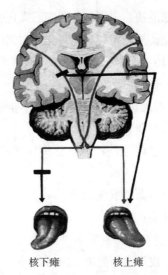

核下瘫　　核上瘫

图16-8　舌下神经核核上瘫、核下瘫

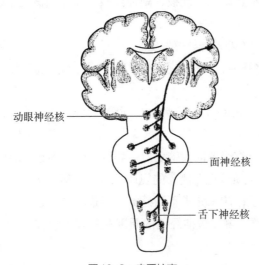

动眼神经核

面神经核

舌下神经核

图16-9　皮质核束

和纤维束。辨认传导通路中3级神经元的胞体所在部位，即脊神经后根上的脊神经节、延髓背侧的薄束核和楔束核、间脑的腹后外侧核。辨认传导通路中薄束、薄束（T5以下形成薄束，T4以上形成楔束）、内侧丘系交叉、内侧丘系、丘侧中央辐射。

（2）非意识性本体感觉传导通路：在小脑传入纤维的感觉传导通路模型上辨认2级神经元的胞体位置，即脊神经节和胸核、腰骶膨大；观察脊髓小脑后束和脊髓小脑前束。

（3）躯干和四肢浅感觉传导通路：在感觉传导通路模型上观察显示的神经核、纤维束和3级神经元的胞体所在部位，即脊神经后根上的脊神经节、脊髓灰质后角内的后角固有核和背侧丘脑的腹后外侧核。辨认传导通路中脊髓丘脑侧束、脊髓丘脑前束及丘脑中央辐射。

（4）头面部浅感觉传导通路：在感觉传导通路模型上观察显示的神经核和纤维束；辨认传导通路中3级神经元的胞体所在部位，即三叉神经节、三叉神经中脑核和三叉神经脊束核、背侧丘脑的腹后内侧核；观察三叉丘脑束、丘脑中央辐射。

（5）视觉传导通路和瞳孔对光反射通路：

1）视觉传导通路：在视觉传导通路模型上辨认眼球及其相连的视神经、视交叉、视束、外侧膝状体、视辐射。

2）瞳孔对光反射通路：在视觉传导通路的基础上辨认中脑顶盖前区（对光反射中枢）、动眼神经副核和睫状神经节。

（6）听觉传导通路：在听觉传导通路模型上辨认蜗神经节、下丘核、内侧膝状体、听辐射。

2. 下行（运动）传导通路

（1）锥体系：

1）皮质脊髓束：查看中央前回上、中部和中央旁小叶前部的巨型锥体细胞的胞体处、皮质脊髓束、皮质脊髓侧束、Barner束。

2）皮质核束：查看中央前回下部等处锥体细胞、皮质核束、动眼神经核、滑车神经核、展神经核、三叉神经运动核、疑核、副神经核、面神经核上半、面神经核下半和舌下神经核。

（2）锥体外系：在锥体外系传导模型上。

1）观察皮质纹状体纤维、纹状体苍白球纤维、苍白球丘脑纤维、皮质-新纹状体-背侧丘脑-皮质环路。

2）观察皮质-脑桥-小脑-皮质环路、皮质脑桥纤维、脑桥小脑束、红核脊髓束。

（二）观察方法

1. 感觉传导通路　从感受器向大脑皮质传导过程中，均有"3级神经元、2次交换神经元、1次纤维交叉、大脑皮质管理对侧"的规律。重点观察3级神经元的位置及纤维束起止、交叉部位及纤维交叉数量；注意分辨不同感觉传导通路的区别点，要从纤维束的名称及功能、神经元的名称及位置、第1级神经元的周围联系和末级神经元的皮质联系四个方面来区分。

（1）躯干和四肢意识性本体感觉、精细触觉的传导通路：该传导通路中3级神经元的胞体所在部位，即脊神经后根上的脊神经节、延髓背侧的薄束核和楔束核、背侧丘脑的腹后外侧核。第1级神经元的周围突分布于肌、腱、关节和皮肤处，中枢突经后外侧沟进入脊髓后索上升形成薄束、楔束（T5以下形成薄束，T4以上形成楔束），上行至延髓终止于薄束核和楔束核。第2级神经元薄束核和楔束核发出的内弓状纤维，向前绕过中央灰质的腹侧，左右交叉形成内侧丘系交叉，交叉后的纤维上升形成内侧丘系，止于背侧丘脑的腹后外侧核。第3级神经元腹后外侧核发出神经纤维，经内囊后肢投射到大脑皮质中央后回中上部、中央旁小叶后部和部分中央前回。

（2）躯干和四肢非意识性的本体感觉传导通路：在小脑传入纤维的传导通路上，传导通路中2级神经元的胞体位置，即脊神经节和胸核、腰骶膨大；第1级神经元（脊神经节）的周围突分布于肌、腱、关节，中枢突进入脊髓终止于胸核及腰骶膨大处；第2级神经元发出纤维组成的脊髓小脑后束和脊髓小脑前束，分别经小脑下脚和小脑上脚达旧小脑皮质处。

（3）躯干和四肢浅感觉传导通路：在感觉传导通路上，传导通路中3级神经元的胞体所在部位，即脊髓后根上的脊神经节、脊髓灰质后角内的后角固有核和背侧丘脑的腹后外侧核。第1级神经元的周围突分布于躯干和四肢皮肤处，中枢突随后根经后外侧沟进入脊髓，上升1～2脊髓节段终止于脊髓灰质后角。第2级神经元后角第I、第IV～VII层发出纤维经白质前连合交叉到对侧的外侧索和前索内上行，组成脊髓丘脑侧束和脊髓丘脑束。第3级神经元腹后外侧核，其轴突组成粗大的丘脑中央辐射投射到中央后回的中、上部和中央旁小叶后部。

（4）头面部浅感觉传导通路：在感觉传导通路上，传导通路中3级神经元的胞体所在部位，即三叉神经节、三叉神经脑桥核和三叉神经脊束核、背侧丘脑的腹后内侧核。第1级神经元的周围突随三叉神经分布于头面部皮肤处，中枢突组成三叉神经感觉根入脑桥，止于三叉神经脑桥核和三叉神经脊束核。第2级神经元三叉神经脑桥核和脊束核发出的纤维交叉至对侧上升组成三叉神经丘脑束，止于背侧丘脑的腹后内侧核。第3级神经元的腹后内侧核的轴突组成丘脑中央辐射，经内囊后肢投射到中央后回的下部。

（5）视觉传导通路和瞳孔对光反射通路：

1）视觉传导通路：在视觉传导通路上，第1、2级神经元位于眼球壁，即为双极细胞和节细胞，第2级神经元的轴突汇集于视神经盘穿眼球壁处，组成视神经，经视神经管入颅腔，形成视交叉后延续为视束（来自两眼视网膜鼻侧半的纤维交叉，来自视网膜颞侧半的纤维不交叉），多数纤维止于外侧膝状体，由此核发出纤维组成视辐射，经内囊后肢投射于端脑距状沟周围皮质。

2）瞳孔对光反射通路：在视觉传导通路的基础上，光线照射后自视网膜经视神经、视交叉达视束，视束的部分纤维经上丘臂至顶盖前区，与顶盖前区的细胞形成突触。顶盖前区发出的纤维与两侧动眼神经副核相联系，由动眼神经副核再发出纤维经动眼神经进入眶内的睫状神经节，睫状神经节发出的节后纤维支配瞳孔括约肌和睫状肌。

（6）听觉传导通路：在听觉传导通路上，第1级神经元为蜗神经节内的双极细胞，其周围突分布于内耳的螺旋器，其中枢突组成蜗神经经脑桥延髓沟止于脑桥的蜗神经腹、背侧核；第2级神经元发出纤维大部分横行跨越至对侧组成外侧丘系，交叉部位形成斜方体，外侧丘系上升的大部分纤维止于第3级神经元下丘核，由下丘核发出纤维到达第4级神经元内侧膝状体，少量纤维不经过下丘直接上升至内侧膝状体；自内则膝状体发出纤维组成听辐射，经内囊后肢投射到大脑皮质的颞横回。

2. 运动（下行）传导通路

（1）锥体系：在运动传导通路上，位于中央前回、中央旁小叶前部的上运动神经元胞体、发出轴突组成锥体束，即下行至脊髓的皮质脊髓束和下行至脑干脑神经运动核的皮质核束。

1）皮质脊髓束：中央前回上、中部和中央旁小叶前部的巨型锥体细胞，其他类型的锥体细胞，额、顶叶部分区域的锥体细胞及上运动神经元的胞体处的轴突集合成皮质脊髓束经内囊后肢、中脑大脑脚底和脑桥基底部下行至延髓的腹侧面,75%～90%的纤维交叉至对侧，交叉后的纤维继续在对侧的脊髓外侧索内下行为皮质脊髓侧束，逐节终止于脊髓灰质前角细胞（下运动神经元的胞体），支配四肢肌；少部分未交叉而下行至同侧脊髓前索内的纤维为皮质脊髓前束，终于两侧脊髓前角细胞，支配躯干肌的运动；极少量未交叉纤维下行于同侧的脊髓外侧索内，此即 Barner 束。理解传导通路不同部位损伤后的临床表现。

2）皮质核束：中央前回下部等处的锥体细胞（上运动神经元胞体）的轴突集合成皮质核束，其纤维经内囊膝下行，陆续分出纤维至双侧脑神经运动核（下运动神经元胞体），即动眼神经核、滑车神经核、展神经核、三叉神经运动核、疑核、副神经核和面神经核上半，面神经核下半和舌下神经核只接受对侧皮质核束支配。理解皮质核束损伤后出现的核上瘫与核下瘫的区别。

（2）锥体外系：

1）皮质-新纹状体-背侧丘脑-皮质环路：由躯体运动区、感觉区发出的皮质纹状体纤维至新纹状体，由新纹状体发出的纹状体苍白球纤维至苍白球，由苍白球发出的苍白球丘脑纤维至背侧丘脑，由背侧丘脑发出的纤维经内囊达大脑皮质躯体运动区。

2）皮质-脑桥-小脑-皮质环路：由额顶枕颞叶至脑桥核的皮质脑桥纤维及由脑桥核发出交叉至对侧小脑皮质的脑桥小脑束；由小脑皮质发出经齿状核中继后至红核和背侧丘脑的纤维，经背侧丘脑中继后返回躯体运动区，红核发出的红核脊髓束交叉到对侧下降至脊髓前角。

五、问答题

1. 一侧视神经损伤和一侧动眼神经损伤，患眼的瞳孔对光反射表现如何？
2. 试述瞳孔对光反射途径。
3. 一侧皮质核束受损会出现哪些临床表现？为什么？

（吴建清　王巧玲）

数字课程学习

复习思考题及答案　　自测题

实 验 报 告

题目：神经系统的传导通路　　**姓名：**＿＿＿＿＿＿　　**学号：**＿＿＿＿＿＿

一、填图：深感觉传导通路

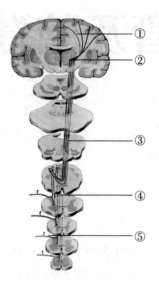

① \
② \
③ \
④ \
⑤

二、绘图：浅感觉传导通路

分数＿＿＿＿　　教师签名＿＿＿＿＿＿　　年　月　日

第十七章 脑和脊髓的被膜、血管及脑脊液循环

一、实验目的

1. 掌握脑和脊髓被膜的分布，硬膜外隙的位置、内容，硬脑膜与颅骨骨膜的关系。

2. 掌握蛛网膜、蛛网膜粒的位置，蛛网膜下隙、终池、软膜的位置和结构。

3. 掌握脑动脉和脊髓动脉的来源、分支、分布，熟悉大脑动脉环的组成和位置。

4. 掌握脑脊液的主要产生部位，脑脊液循环的通路。脑室系统的组成、位置及交通。

二、实验教具

1. 脑和脊髓被膜的离体标本、脊柱背侧剖开的脊髓标本。

2. 脑、脊髓动脉标本、脑浅静脉标本、静脉窦标本，颅底和颅盖标本。

3. 全脑矢状断标本，第四脑室顶标本。

4. 脑血管模型，脑脊液循环模型。

5. 脑、脊髓的被膜，脑血管与脑脊液循环途径的挂图和幻灯片。

三、实验内容

1. 被膜meninges

（1）硬脊膜spinal dura mater，脊髓蛛网膜spinal arachnoid mater，软脊膜spinal pia mater，硬膜外隙epidural space，硬膜下隙subdural space，终池terminal cistern，齿状韧带denticulate ligament，终丝filum terminale（图17-1，图17-2）。

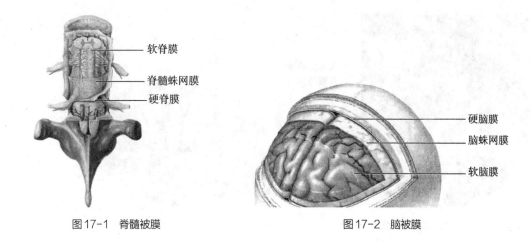

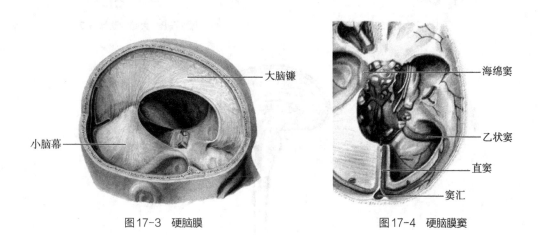

图17-1 脊髓被膜

图17-2 脑被膜

（2）硬脑膜cerebral dural mater，大脑镰cerebral falx，小脑幕tentorium of cerebellum，幕切迹tentorial incisure，鞍隔diaphragma sellae，上矢状窦superior sagittal sinus，下矢状窦inferior sagittal sinus，直窦straight sinus，窦汇confluence of sinus，横窦transverse sinus，乙状窦sigmoid sinus，岩上窦superior petrosal sinuses，岩下窦inferior petrosal sinuses，海绵窦cavernous sinus（图17-3，图17-4），脑蛛网膜cerebral arachnoid mater，软脑膜cerebral pia mater。

图17-3 硬脑膜

图17-4 硬脑膜窦

2. 血管 blood vessels

颈内动脉internal carotid artery，大脑前动脉anterior cerebral artery，大脑中动脉middle cerebral artery，后交通动脉posterior communicating artery，椎动脉vertebral artery，基底动脉basilar artery，大脑后动脉posterior cerebral artery（图17-5～图17-8）。

3. 脑脊液循环 circulation of cerebrospinal fluid

侧脑室lateral ventricle，第三脑室third ventricle，第四脑室fourth ventricle，蛛网膜下隙subarachnoid space，上矢状窦superior sagittal sinus。

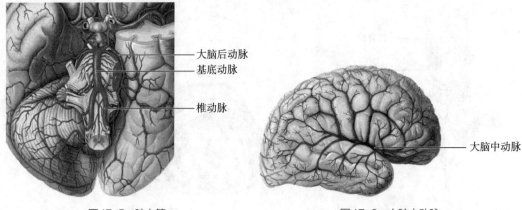

大脑后动脉
基底动脉

椎动脉

大脑中动脉

图17-5　脑血管　　　　　　　　　　图17-6　大脑中动脉

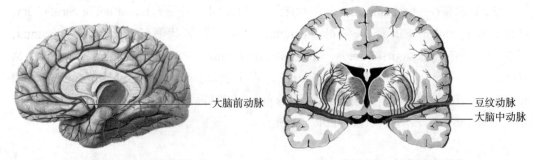

大脑前动脉

豆纹动脉
大脑中动脉

图17-7　大脑前动脉　　　　　　　图17-8　大脑中动脉分支

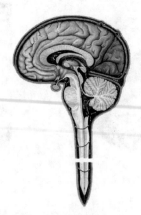

图17-9　脑脊液循环

四、实验方法
（一）观察步骤
1. 取带被膜的脊髓标本，从外向内观察脊髓的三层被膜，即硬脊膜、蛛网膜和软膜。在冠状切开椎管标本上，辨认硬膜外隙的位置。

2. 取完整脊髓被膜纵行切开，观察三层被膜及其之间的关系，找出蛛网膜下隙的位置，结合标本演示穿刺针穿过的结构。

3. 取完整脑被膜，观察硬脑膜的形态、大脑镰的形态和位置、小脑幕的形态和位置、小脑幕切迹的位置及其与中脑的关系。取离脑硬脑膜，显示各硬脑膜窦的位置及其之间的关系。纵切上矢状窦，辨认蛛网膜粒的形态和位置。

4. 取头颈部正中矢状面标本，从侧面观察颈内动脉的起始和走行。找到锁骨下动脉，辨认椎动脉的起始和走行。

5. 取带血管的脑模型或标本，从底面观察颈内动脉的分支和分布。观察大脑动脉环组成，了解其血供特点及临床意义。

6. 取脊髓血管标本和模型，观察脊髓前、后动脉的起始和分布。

7. 取头颈部正中矢状面标本，观察脑脊液产生部位和循环通路。

（二）观察方法

1. **脊髓和脑的被膜**　由外向内依次为硬膜、蛛网膜和软膜；膜与膜之间形成腔隙，即硬膜外的硬膜外隙、硬膜与蛛网膜间的硬膜下隙、蛛网膜与软膜间的蛛网膜下隙。

（1）脊髓的被膜：硬脊膜，向两侧包裹脊神经形成的神经外膜。脊髓蛛网膜包绕马尾达第2骶椎水平；蛛网膜与硬脊膜相贴，其间有潜在性的腔隙即硬膜下隙，活体有极少量液体存在。脊髓的软脊膜紧贴脊髓表面，随其沟、裂而伸入；软脊膜向两侧包裹脊神经根丝及在脊神经前、后根间形成的齿状韧带。蛛网膜与软脊膜间存在较宽阔的腔隙即蛛网膜下隙，其内充满脑脊液，此腔隙不规则，扩大处称为池。硬膜下隙、蛛网膜下隙向上与颅腔内的腔隙相通。

（2）脑的被膜：硬脑膜外面粗糙，内面光滑。硬脑膜伸入到大脑纵裂间形成大脑镰、大脑与小脑之间形成小脑幕、小脑半球之间形成小脑镰、覆盖与垂体窝上方形成鞍膈。硬脑膜在某些部位两层分开，其内面衬以内皮，静脉血存在其中即形成硬脑膜窦；包括大脑镰上、下方形成的上矢状态窦和下矢状窦，大脑镰与小脑幕间的直窦，小脑幕与颅骨间的窦汇及其向两侧延伸的横窦和乙状窦，颅底蝶鞍两侧的海绵窦。海绵窦位于颞骨岩部与眶上裂间，窦内通过颈内动脉、展神经，其固定于窦外侧壁上有动眼神经、滑车神经、眼神经和上颌神经；海绵窦为颅内静脉的重要交通枢纽，向前经眶上裂有眼静脉汇入，两侧海绵窦间有前、后海绵间窦相连。脑蛛网膜在脑的沟、裂处不深入其中。脑蛛网膜于上矢状窦两侧形成绒毛状突起而突入上矢状窦即为蛛网膜粒，此为脑脊液回流的途径。软脑膜富含血管，与软脊膜相延续；软脑膜其血管与室管膜上皮构成的脉络组织，部分脉络组织的血管反复分支与表面的软脑膜，室管膜突入脑室形成脉络丛，可产生脑脊液。软脑膜与蛛网膜间为蛛网膜下隙，与脊髓的蛛网膜下隙相通；其形态不规则，在某些部位扩大为池。

2. **脑和脊髓的血管**

（1）脑的血管：

1）颈内动脉：经颞骨岩部下面的颈动脉管外口进入，经颈动脉管及其内口、破裂孔上升入颅腔处；在蝶鞍两侧穿海绵窦至前床突并向上弯转。在颅底观察颈内动脉发出的眼动脉，经视神经管进入眼眶处；沿胼胝体走行与大脑纵裂内的大脑前动脉；沿外侧沟走行的大脑中动脉；沿视束向后外行经大脑脚与海马旁回的钩之间进入侧脑室下角的脉络丛前动脉；向后与大脑后动脉系吻合的后交通动脉。

2）椎动脉：经第1～6颈椎横突孔、第1颈椎上方、枕骨大孔进入颅腔，与延髓脑桥沟处合成基底动脉。椎动脉发出脊髓前、后动脉和小脑下后动脉；基底动脉发出至小脑下面前部的小脑下前动脉；数条分支至脑桥基底部的脑桥动脉；经内耳门进入内耳的迷路动脉；基底动脉末端发出，经动眼神经后下方行向外侧至小脑上面的小脑上动脉；其终末支即大脑后动脉，于小脑上动脉的上方并与之平行向外侧，经动眼神经前上方绕大脑脚行向外后，再沿钩转至颞叶和枕叶内侧面，分支供应枕叶及颞叶。大脑前、中、后动脉发出进入大脑半球深面的小支即中央支。

3）在脑底下方、蝶鞍上方，环绕视交叉、灰结节及乳头体周围的动脉环即大脑动脉环；由大脑前动脉及其间的前交通动脉、颈内动脉末端、后交通动脉和大脑后动脉组成。

4）脑的静脉：脑的静脉不与动脉伴行，分浅、深静脉。在脑静脉模型上，观察外侧沟上方的大脑上静脉、外侧沟下方的大脑下动脉及其在外侧沟内汇合而成的大脑中静脉。

（2）脊髓的血管：

1）脊髓前动脉沿脊髓前正中裂下行，脊髓后动脉沿后外侧沟下行。在经椎间孔的脊柱横断面上，有节段性动脉进入。

2）脊髓静脉较多，汇集成脊髓前、后静脉并与椎内静脉丛相吻合。

3. 脑脊液及循环

（1）脑室系统由侧脑室、第三脑室、第四脑室及侧脑室与第三脑室的室间孔、第三脑室与第四脑室间的中脑水管、第四脑室的正中孔和外侧孔的组成。

（2）侧脑室脉络丛产生的脑脊液，与第四脑室脉络丛产生的脑脊液一起再经正中孔和外侧孔流入蛛网膜下隙，经蛛网膜粒渗透到硬脑膜窦。

复习思考题

1. 简述脑脊液的产生及循环途径。
2. 列表说明硬脑膜窦的血液流注关系。
3. 试述大脑动脉环的位置、组成及功能。

（付升旗　王瑞芳）

数字课程学习

三 复习思考题及答案　　✍ 自测题

实 验 报 告

题目：脑的被膜及血管　　　**姓名：**_____　　　**学号：**_____

一、填图：脑的被膜及血管

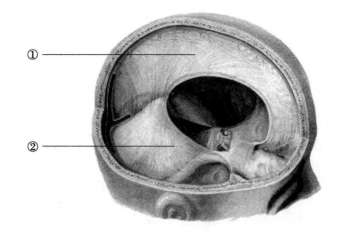

①_____

②_____

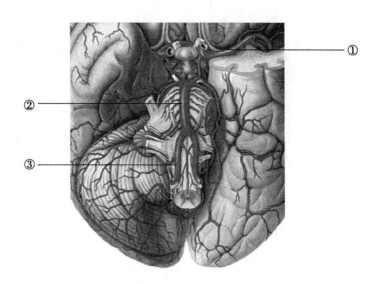

①_____

②_____

③_____

二、**绘图**：大脑动脉环

第十八章　内分泌系统

一、实验目的

1. 掌握垂体、甲状腺、肾上腺、胸腺、松果体、生殖腺等器官的形态特点及位置。
2. 熟悉各内分泌器官的生理功能。
3. 了解各内分泌器官相关的临床疾病。

二、实验教具

1. 甲状旁腺标本。
2. 肾上腺标本。
3. 垂体分离标本。
4. 头正中矢状切瓶装标本。
5. 脑干模型（松果体）。

三、实验内容

1. 垂体 hypophysis（图17-1，图17-2）。

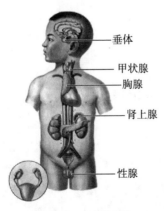

图17-1　内分泌器官

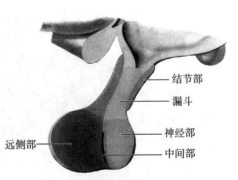

图17-2　脑垂体

209

2. 甲状腺 thyroid gland

峡部 isthmus，锥状叶 pyramidal lobe（图 17-3）。

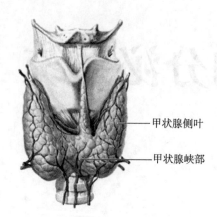

图 17-3　甲状腺

甲状腺侧叶

甲状腺峡部

3. 甲状旁腺 parathyroid gland（图 17-4）

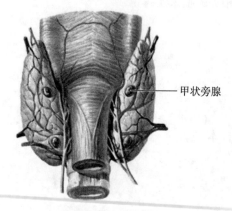

甲状旁腺

图 17-4　甲状旁腺

4. 肾上腺 suprarenal gland（图 17-5）

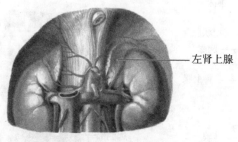

左肾上腺

图 17-5　肾上腺

5. 松果体 pineal body（图17-6）

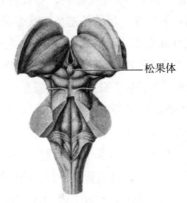

松果体

图17-6 松果体

6. 胸腺 thymus（图17-7）

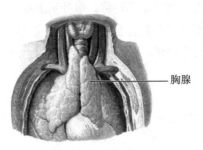

胸腺

图17-7 胸腺

四、实验方法

（一）观察步骤

1. 内分泌的分类 甲状腺、垂体的位置、形态及分叶。

2. 内分泌腺的结构特点 甲状旁腺、肾上腺、松果体的形态、位置。

3. 内分泌系统的组成 垂体、甲状腺、甲状旁腺、肾上腺、松果体、胰岛、胸腺、生殖器的位置及主要功能。

（二）观察方法

1. 甲状腺 利用颈部解剖标本、新生儿标本、喉和气管带甲状腺的标本、模型观察辨认。甲状腺位于颈前部，贴附于喉和气管上部的两侧和前方，呈"H"形。左、右侧叶上达甲状软骨的中部，下抵第六气管软骨环水平。两侧叶之间的甲状腺峡位于第2~4气管软骨环的前方，有时自峡向上伸出一个锥形叶，较长者可达舌骨。甲状腺峡有时缺如，使左、右侧叶分离。

2. 甲状旁腺 利用甲状腺标本和模型，结合图谱观察辨认。甲状旁腺位于甲状腺侧叶的后面，一般是两对黄豆大小的扁椭圆形小体。上一对多在甲状腺侧叶后面的中、上三分之一交界处，下一对常在甲状腺侧叶后面的下部、甲状腺下动脉附近。要注意的是甲状旁腺的数目和位置变化较大，有时埋入甲状腺实质内，寻找辨认困难。临床上做甲状腺次全切除时，一定要保留甲状腺侧叶的后部，目的是避免甲状旁腺被切除。

3. 垂体　利用头部正中矢状面标本、颅底内面观标本、脑干带垂体和松果体的标本和模型观察辨认。垂体呈椭圆形，位于颅中窝蝶骨体上面的垂体窝内，硬脑膜形成的鞍隔下方。垂体借其上方的漏斗穿过鞍隔连于下丘脑，分为前方的腺垂体和后方的神经垂体两部分。

4. 肾上腺　利用腹膜后间隙器官的标本、新生儿标本观察辨认。肾上腺在腹膜之后，是成对的腹膜外位器官，位于肾的上内方。肾上腺与肾共同包被在肾筋膜内，但有单独的纤维囊和脂肪囊，肾下垂时，肾上腺不随之下降。肾上腺左侧较大，近似半月形，右侧稍小，呈三角形。肾上腺前面有不太明显的门，是血管、神经、淋巴管等出入的门户。

5. 松果体　利用头部正中矢状面标本、脑干带垂体和松果体的标本、模型观察辨认。松果体是形似松果体的椭圆形小体，位于背侧丘脑后上方与上丘之间的浅凹内，并借其柄连于第三脑室顶的后部。

6. 胸腺　位于胸骨柄后方、上纵隔前部、心包的上方及出入心脏的大血管前面，有时可向上突至颈根部。胸腺的左右两叶常不对称，每叶呈上窄下宽的扁条形。新生儿及幼儿时期胸腺的体积较大，随年龄增长继续发育至青春期，性成熟后最大，而后逐渐萎缩退化，成年后腺组织被结缔组织、脂肪等替代。

五、复习思考题

何为内分泌腺？包括哪些器官？

（魏建宏　周播江）

数字课程学习

👤≡ 复习思考题及答案　　✎ 自测题

实 验 报 告

题目：内分泌系统　　　**姓名：**_____　　**学号：**_____

一、填图：内分泌器官

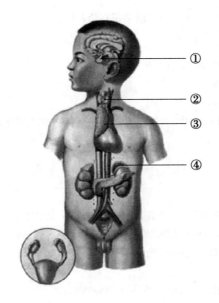

            ①

            ②

            ③

            ④

二、绘图：垂体的形态分部

分数_____　　　教师签名_____　　　年　月　日